LE MEILLEUR LIVRE DE CUISINE MÉDITERRANÉEN

2 livres en 1:

Recettes méditerranéennes traditionnelles et savoureuses pour les débutants et les experts

CAROLINE DALTON

LE LIVRE DE CUISINE MÉDITERRANÉEN ORIGINAL

TABLE DES MATIÈRES

INTRODUCTION 16

BREAKFAST 20

1. Pommes de terre rissolées farcies aux légumes 20
2. Quiche sans croûte aux tomates séchées au soleil 21
3. Frittata aux artichauts 22
4. Crêpes aux épinards et au curry avec pommes, raisins secs et pois chiches 23
5. Poêle à pain d'épices à la bette à carde avec œuf, oignon et tomate 24
6. Omelette au fromage et à l'avocat 25
7. Frittata à la feta et aux poivrons 26
8. Frittata aux tomates, aux herbes et au fromage de chèvre 27
9. Bruschetta au prosciutto pour le petit-déjeuner 28
10. Sandwichs au prosciutto, à l'avocat et aux légumes 29
11. Galettes de pois chiches et de houmous dans des pitas 30
12. Café glacé crémeux du matin 31
13. Sandwich à la salade de thon et d'avocat 32
14. Granola copieux au miel et aux abricots 32

15.	Polenta à la roquette, aux figues et au fromage bleu	34
16.	Couches de citrouille avec granola au miel	35
17.	Shakshuka à la coriandre	35
18.	Muffins à la citrouille	36
19.	Gruau de nuit à la cardamome et à la cannelle	37
20.	Gruau de nuit à la vanille et aux framboises	38
21.	Poulet grillé au sésame et au gingembre	39
22.	Tacos de poisson tendres et savoureux	39
23.	Crêpe au beurre de cacahuète et aux protéines	40
24.	Tacos Tex-Mex au tofu pour le petit-déjeuner	41
25.	Gâteau d'avoine au moka	42
26.	Porridge d'orge	43
27.	Casserole de petit-déjeuner à la ricotta	44

DÉJEUNER 45

28.	Fattoush - Pain du Moyen-Orient	45
29.	Focaccia sans gluten à l'ail et aux tomates	46
30.	Burgers grillés aux champignons	47
31.	Baba Ghanoush méditerranéen	48
32.	Petits pains multigrains et sans gluten	49
33.	Muffins à la pizza au quinoa	50
34.	Pain de mie aux noix et au romarin	51
35.	Savoureux panini au crabe	52

36.	Pizza parfaite	53
37.	Modèle Margherita	54
38.	Pique-nique portable	55
39.	Frittata farcie	56
40.	Pain plat grec	56
41.	Riz aux vermicelles	57
42.	Fèves avec riz basmati	58
43.	Fèves au beurre	59
44.	Freekeh	59
45.	Boulettes de riz frites à la sauce tomate	60
46.	Riz à l'espagnole	61
47.	Courgettes avec du riz et du tzatziki	62
48.	Haricots cannellini avec aïoli au romarin et à l'ail	63
49.	Riz perlé	63
50.	Risotto aux asperges	64
51.	Paella aux légumes	65
52.	Casserole d'aubergines et de riz	66
53.	Couscous aux nombreux légumes	67
54.	Kushari	68

DINER 71

55.	Poitrine de poulet grillée à l'ail et aux herbes	71
56.	Crevette Cajun	71

57.	Mahi-Mahi en croûte de sésame	72
58.	Poulet de campagne	73
59.	Tacos de Mahi-Mahi avec avocat et chou frais	74
60.	Soupe au brocoli	74
61.	Ragoût de bœuf et de chou	75
62.	Tilapia entier frit	77
63.	Curry de poulet africain	78
64.	Foie de poulet à l'ail	79
65.	Burger sain aux pois chiches	80
66.	Barres protéinées au quinoa	80
67.	Agneau méditerranéen	81
68.	Tête de chou-fleur enrobée	82
69.	Bouchées de pétales d'artichauts	83
70.	Longe de bœuf farcie à la sauce collante	84
71.	Boeuf aux olives et à la feta	85
72.	Casserole de bœuf à l'italienne	85
73.	Poulet avec chou frisé et salsa au chili	86
74.	Casserole de thon au sarrasin	87
75.	Poulet et légumes à la mijoteuse au fromage	88
76.	Artichauts, poulet et câpres	89
77.	Poulet Merlot aux champignons	90
78.	Poitrines de poulet de campagne	91

79. Thon et chou frisé 92

80. Dinde avec couscous au chou-fleur.................................... 93

81. Salade de saumon cuit au four avec une vinaigrette crémeuse à la menthe 94

DESSERTS 96

82. Parfaits au yaourt grec et au muesli 96

83. Crème au citron 96

84. Bol de yaourt à la banane et aux cacahuètes 97

85. Smoothie sucré aux fruits tropicaux 97

86. Tarte aux fruits méditerranéenne 97

87. Thé vert et crème à la vanille 99

88. Compote de pêches chaude 99

89. Barres au miel et aux noix 100

90. Fudge au citron vert et à la vanille.................................... 101

91. Sauce aux poires 101

92. Crème au miel.. 102

93. Salade de fruits du dragon, poires et épinards................. 102

94. Kataifi 103

95. Noix Kataifi 104

96. Biscotti méditerranéen 105

97. Tarte à la semoule.. 107

98. Compote de pommes à la vanille..................................... 108

99.	Carrés de citron froid	108
100.	Crème de noix de coco à la menthe	109
101.	Crème de cerise	109
102.	Petits biscuits à l'orange et à la cardamome	110
103.	Limoncello pétillant	111
104.	Mast-O Khiar (yaourt persan)	111
105.	Martini méditerranéen	112
106.	Thé grec de montagne	112
107.	Lever de soleil à Santorin	113
108.	Boisson méditerranéenne Pink Lady	114

CONCLUSION 115

LIVRE DE CUISINE MÉDITERRANÉEN FACILE

TABLE DES MATIÈRES

INTRODUCTION 119

BREAKFAST 122

1. Beignets de chou-fleur avec houmous 122
2. Avoine Chia aux baies du jour au lendemain 124
3. Smoothie à la framboise et à la vanille 125
4. Smoothie protéiné à la banane et aux myrtilles 125
5. Smoothie chocolat-banane 126
6. Smoothie marocain à l'avocat 126
7. Yogourt grec avec baies fraîches, miel et noix 127
8. Muffins méditerranéens aux œufs avec du jambon 127
9. Gâteau de quinoa à la banane 128
10. Casserole d'omelettes aux tomates séchées au soleil, à l'aneth et à la feta   130
11. Brouillade de tacos au petit-déjeuner 131
12. Tortillas aux haricots grecs 132
13. Purée de chou-fleur cuite au four 133
14. Œufs, menthe et tomates 134

15.	Sandwich au bacon, aux épinards et aux tomates	135
16.	Porridge aux pommes à la cannelle et aux lentilles	135
17.	Graines et lentilles Avoine	136
18.	Orzo et Veggie Bowls	137
19.	Mélange de quinoa aux pois et au citron	138
20.	Mélange de yaourt aux noix	139
21.	Pains pitas farcis	139
22.	Salade de farro	140
23.	Carrés aux canneberges et aux dattes	141
24.	Œufs au fromage en ramequins	142
25.	Muffins aux poireaux et aux œufs	142
26.	Omelette aux artichauts et au fromage	143
27.	Salade de quinoa et d'oeufs	144

DÉJEUNER 146

28.	Bol d'agneau méditerranéen	146
29.	Burger d'agneau	147
30.	Agneau et pâtes rapides aux herbes	148
31.	Brochettes d'agneau marinées avec une vinaigrette croquante au yaourt 149
32.	Filet de porc à l'ail et orzo au citron	151
33.	Porc rôti avec sauce aux pommes et au dijon	151
34.	Rôti marocain à la cocotte-minute	153

35.	Filet de porc Shawarma avec Pitas	154
36.	Poulet rôti aux herbes	156
37.	Bol méditerranéen	157
38.	Savoureux gigot d'agneau	157
39.	Choux de Bruxelles et agneau	158
40.	Poulet grillé à l'harissa	159
41.	Risotto crémeux au riz avec champignons et thym	160
42.	Salade d'orge perlé, d'agrumes et de brocoli	162
43.	Salade de betteraves et de fromage de chèvre avec de l'orge grillé	163
44.	Salade de lentilles brunes et halloumi grillé	164
45.	Couscous israélien avec courgettes, petits pois et feta	165
46.	Artichauts à la provençale	167
47.	Salade de boulgour et de poivrons grillés	168
48.	Farce aux fruits de mer	169
49.	Scrumptious Salmon Cakes	170
50.	Pâtes aux fruits de mer cajun	171
51.	Enchiladas aux fruits de mer	172
52.	Galettes de thon faciles	173
53.	Tacos au poisson	174
54.	Filets de saumon noircis	175

DINER 177

55.	Chou de Savoie avec sauce à la crème de coco	177

56.	Champignons au beurre à cuisson lente	178
57.	Chaudrée de courge à la vapeur	178
58.	Courgettes à la vapeur - Paprika	179
59.	Choux de Bruxelles et carottes sautés à la poêle	180
60.	Aubergines sautées	181
61.	Légumes d'été	183
62.	Bok Choy sauté	184
63.	Légumes d'été dans un pot instantané	185
64.	Somptueuse soupe à la tomate	186
65.	Salsa avocat-pêche sur espadon grillé	187
66.	Flétan pané et épicé	188
67.	Baies et calamars grillés	189

POISSONS ET FRUITS DE MER ... 192

68.	Salsa à la noix de coco sur des tacos de poisson aux chipotles	192
69.	Morue cuite au four en croûte d'herbes	193
70.	Bol de nouilles aux crevettes à l'ail cajun	194
71.	Crevettes folles Saganaki	195
72.	Chaudrée de poisson au bacon crémeux	196
73.	Crevettes de Coco croustillantes avec trempette à la mangue	198
74.	Salsa concombre-basilic sur des sachets de flétan	199
75.	Boulettes de poulet et de courgettes	201
76.	Poulet Alfredo urbain	201

77.	Brochettes de poulet et de courgettes grillées	202
78.	Burgers de Gyro avec sauce Tahini	204
79.	Roulé de poulet au parmesan cuit au four	204
80.	Pâtes au poulet à la grecque et aux tomates	206
81.	Poitrines de poulet farcies aux épinards et à la feta	207

DESSERTS 209

82.	Avoine d'acier en pot avec canneberges et amandes	209
83.	Poires pochées aux mûres épicées - Sans sucre ajouté	210
84.	smoothie vert à l'avocat	212
85.	Bouchées croustillantes au chia et à la cerise	213
86.	Pudding au chia à la tarte à la citrouille	214
87.	Chips d'algues Nori croustillantes	215
88.	Popcorn au citron vert et au chili	215
89.	Popcorn à la cannelle	216
90.	Popcorn au chocolat noir et aux chipotles	217
91.	Popcorn de chou-fleur au fromage	218
92.	Barres de framboises crues	219
93.	Pommes caramélisées crues	221
94.	Muffins au chocolat noir et aux myrtilles	222
95.	Popcorn au chocolat noir salé	223
96.	Gâteau aux carottes sain	224
97.	Granola aux pommes et aux épices (sans gluten et végétalien)	225

98. Biscuits aux pépites de chocolat et au beurre d'amande {sans gluten} 227

99. Barres énergétiques à la vanille et à la cerise 228

100. Soupe de betteraves (onctueuse et veloutée) 229

101. Yogourt fait maison 230

102. Recette facile de flocons d'avoine + garnitures saines 231

103. Pudding libanais au lait végétalien - Haytaliyeh 232

104. Ricotta Brûlée 233

105. Gâteau au yaourt et au miel à l'huile d'olive en un seul bol 234

106. Gâteau de polenta aux carottes au Marsala de Domenica Marchetti 235

107. Yogourt fouetté aux pommes et aux noix 237

108. Sablés aux noisettes et à l'huile d'olive 238

CONCLUSION 240

LE LIVRE DE CUISINE
MÉDITERRANÉEN
ORIGINAL

Recettes méditerranéennes traditionnelles et savoureuses pour un mode de vie sain

CAROLINE DALTON

INTRODUCTION

Vous essayez de manger mieux mais ne savez pas par où commencer ? Pourquoi ne pas commencer par le régime méditerranéen ? Ce type de régime gagne en popularité pour de nombreuses raisons. L'une des principales raisons est qu'il a été associé à une réduction de l'obésité, à une meilleure santé mentale et à une plus grande longévité. Il ne nécessite pas une adhésion stricte ou la consommation d'aliments qui vous font vous sentir mal dans votre peau ; au lieu de cela, concentrez-vous sur les fruits et légumes frais, les graisses saines comme l'huile d'olive, et les protéines propres comme le poisson blanc et le yaourt.

Il a été reconnu que le fait de suivre un régime méditerranéen contribue à améliorer la santé cardiaque. Des études ont montré qu'un régime méditerranéen augmentait le cholestérol HDL cardio-protecteur, réduisait les taux de cholestérol LDL et de triglycérides, et abaissait la pression artérielle. Une étude a révélé que le régime méditerranéen pouvait vous donner jusqu'à 72 % d'années de vie supplémentaires si vous viviez jusqu'à 85 ans. D'autres études ont montré que ce régime peut aider à prévenir certains cancers ainsi que les maladies cardiaques. Le mode de vie méditerranéen est connu pour inclure des éléments tels que l'exercice modéré, la gestion du stress, l'interaction sociale, les repas familiaux réguliers, le temps passé ensemble avec les enfants/petits-enfants sont autant de choses qui font partie du mode de vie.

C'est un régime qui est pratiqué depuis des milliers d'années. Il est né dans la Grèce et l'Italie antiques, puis il s'est répandu dans des endroits comme l'Espagne, le sud de la France, la Turquie et le reste du Moyen-Orient.

Le régime méditerranéen repose sur 5 principes de base :

1. Manger principalement des aliments d'origine végétale comme les fruits et légumes (2 à 3 portions par jour), les haricots (3 à 4

portions par semaine), les noix (5 portions par semaine) et les céréales complètes (6 portions par jour).
2. Utiliser des graisses saines comme l'huile d'olive extra vierge (1 portion par jour), l'huile de colza (1 à 2 portions par jour), les avocats (1 portion par jour), les olives (1 à 4 portions par semaine).
3. Mangez des quantités modérées de poisson, de fruits de mer, de fromage et de yaourt.
4. Réduire la consommation de sel et choisir des produits laitiers à faible teneur en matières grasses plutôt que des produits à base de lait entier.
5. Adopter un régime alimentaire à base de volaille maigre, de viande rouge et d'autres protéines animales avec modération.

Pour tirer le meilleur parti de votre régime méditerranéen, essayez de consommer les 5 portions de fruits/légumes recommandées par jour si vous le pouvez. Consommez également une ou deux portions de légumineuses par jour. Essayez d'inclure chaque jour une petite quantité de noix, de céréales et de graisses saines. Si votre travail vous oblige à manger à l'extérieur, essayez de prendre une salade ou quelque chose de sain au restaurant ou au fast-food.

Pendant les premiers jours d'un régime méditerranéen, il se peut que vous vous sentiez rassasié avec une salade, mais après quelques semaines, cela deviendra de plus en plus facile. Une fois que vous pourrez faire vos propres salades ou en préparer à la maison, vous constaterez que tout le processus est beaucoup plus simple. Il est également bon d'essayer de garder des en-cas sains dans votre bureau ou votre espace de travail.

De plus, si vous sortez manger, essayez de choisir un restaurant qui vous offre une petite portion de légumes mélangés ou un plat dont les ingrédients contiennent des légumes. Vous pourrez ainsi profiter de l'occasion pour consommer des légumes supplémentaires à l'heure du déjeuner et du dîner.

Il existe 6 types différents de régime méditerranéen :

1. Le régime méditerranéen traditionnel (RMD) est le régime utilisé par les habitants de la région méditerranéenne depuis plus de 5 000 ans. Il était basé sur les céréales, les légumineuses, les produits laitiers, l'huile d'olive et les jus de fruits faits principalement d'olives et de raisins.
2. La "pyramide du régime méditerranéen" est une pyramide qui illustre les principaux éléments du DTM avec ses principes 1 à 5 qui sont les légumes, les fruits, les noix, les haricots et les céréales complètes pour une alimentation saine tandis que le principe 6 qui inclut la viande rouge et d'autres sources de protéines animales vient au bas de la pyramide où il devrait être à son niveau le plus bas possible afin de faciliter des choix alimentaires plus sains.
3. Le régime méditerranéen est une modification plus récente du régime méditerranéen traditionnel, créé par Walter Willett, ancien président de la Harvard School of Public Health et doyen de la Harvard Medical School. Ce régime met l'accent sur des aliments comme l'huile d'olive et le poisson et sur des aliments moins transformés comme le pain et les pâtes. Ce régime est basé sur de nouvelles preuves scientifiques concernant la réduction des risques de maladies cardiaques, de cancer, de diabète et d'obésité. Il a été publié pour la première fois dans son livre "Eat, Drink & Be Healthy" en 2003.
4. Le régime méditerranéen "Eating Well" a également été créé par Walter Willett. Il est similaire au régime méditerranéen, mais comprend davantage de poisson, de céréales complètes, de fruits et de légumes, tout en limitant la viande rouge à moins de 14 onces par semaine et en consommant principalement des produits laitiers non gras. Il comprend également d'autres éléments comme la gestion du stress, l'exercice, l'activité physique et l'interaction sociale. Ce type de régime méditerranéen est destiné aux personnes qui présentent un risque de maladie cardiaque, de diabète ou de cancer.
5. Le régime des îles grecques est un style d'alimentation qui a été étudié par des chercheurs de l'université Harokopio à Athènes, en

Grèce. L'étude a révélé que les participants au régime des îles grecques avaient un taux de cholestérol plus faible, un poids corporel plus bas et une tension artérielle plus basse. Selon les résultats de cette étude, ce type de régime pourrait être une alternative aux recommandations alimentaires actuelles pour la prévention des maladies cardiaques.

6. Enfin, il y a le régime méditerranéen italien qui est très similaire aux autres régimes méditerranéens mais qui met l'accent sur les plats de pâtes, les pains à l'ail et d'autres types de pains ainsi que l'ajout de prosciutto à leur régime. Il inclut également des aliments comme l'huile d'olive, le beurre, le fromage, le yaourt et le vin aux repas.

BREAKFAST

1. Pommes de terre rissolées farcies aux légumes

Temps de préparation : 10 minutes
Temps de cuisson : 20 minutes
Portions : 4

Ingrédients :

- Huile d'olive en spray pour la cuisson
- 1 c. à table plus 2 c. à thé d'huile d'huile d'huile d'olive, div div div div 1 c. à table
- 4 onces (113 g) de champignons baby bella, en petits dés dés
- 1 scallion, white parts and green parts, diced
- 1 gousse d'ail, émincée
- 2 tasses de pommes de terre râpées
- 1/2 cuillère à café de sel
- 1/4 cuillère à café de poivre noir
- 1 tomate Roma, coupée en dés
- 1/2 cup shredded Mozzarella

Directions :

1. Préchauffez la friteuse à 380°F (193°C). Enduire légèrement l'intérieur d'un moule à gâteau de 6 pouces d'un aérosol de cuisson à base d'huile d'olive.
2. Dans une petite poêle, faites chauffer 2 cuillères à café d'huile d'olive à feu moyen. Ajouter les champignons, l'oignon vert et l'ail, et faire cuire pendant 4 à 5 minutes, ou jusqu'à ce qu'ils aient ramolli et commencent à prendre de la couleur. Retirer du feu.
3. Pendant ce temps, dans un grand bol, mélangez les pommes de terre, le sel, le poivre et la cuillère à soupe d'huile d'olive restante. Mélangez jusqu'à ce que toutes les pommes de terre soient bien enrobées.
4. Verser la moitié des pommes de terre dans le fond du moule à gâteau. Recouvrir du mélange de champignons, de la tomate et de la mozzarella. Répartir le reste des pommes de terre sur le dessus.

5. Faites cuire dans la friteuse à air pendant 12 à 15 minutes, ou jusqu'à ce que le dessus soit doré.
6. Retirez-les de la friteuse et laissez-les refroidir pendant 5 minutes avant de les couper en tranches et de les servir.

Nutrition : calories : 164 lipides : 9g protéines : 6g glucides : 16g fibres : 3g sodium : 403mg

2. Quiche sans croûte aux tomates séchées au soleil

Temps de préparation : 15 minutes
Temps de cuisson : 25 minutes
Portions : 4

Ingrédients :
- 6 gros œufs
- ¼ cup goat cheese
- 2 cuillères à soupe de lait
- Une pincée de poivre de Cayenne
- 1 cuillère à café d'huile d'olive extra-vierge
- 2 éch éch échalots, finement ha ha ha ha ha ha ha ha ha ha ha ha
- ½ cuillère à café d'ail haché
- 10 sun-dried tomatoes, quartered
- 1 cuillère à café de persil frais haché
- Une pincée de sel de mer
- Une pincée de poivre noir fraîchement moulu

Directions :
1. Préchauffez le four à 375°F.
2. Dans un bol moyen, mélangez les œufs, le fromage de chèvre, le lait et le poivre de Cayenne.
3. Placez une poêle de 9 pouces allant au four sur un feu moyen-élevé et ajoutez l'huile d'olive.
4. Ajoutez les échalotes et l'ail dans la poêle, et faites-les sauter pendant environ 2 minutes jusqu'à ce qu'elles soient tendres.
5. Versez le mélange d'œufs. Répartissez uniformément les tomates séchées au soleil et le persil sur le dessus.
6. Assaisonnez la quiche avec du sel de mer et du poivre.

7. Faites cuire la quiche, en soulevant les bords pour permettre à l'œuf non cuit de couler en dessous, pendant environ 3 minutes jusqu'à ce que le fond soit ferme.
8. Placez la poêle dans le four et faites cuire pendant environ 20 minutes jusqu'à ce que l'œuf soit bien cuit, doré et gonflé.
9. Conseil culinaire : si vous avez des restes de quiche, enveloppez-les dans une tortilla le lendemain pour un déjeuner ou un petit-déjeuner facile et copieux.

Nutrition : Calories : 171 Lipides totaux : 11g Lipides saturés : 4 Glucides : 5g Fibres : 1g Protéines : 13g

3. Frittata aux artichauts

Temps de préparation : 5 minutes
Temps de cuisson : 10 minutes
Portions : 4

Ingrédients :
- 8 gros œufs
- ¼ cup grated Asiago cheese
- 1 cuillère à soupe de basilic frais haché
- 1 cuillère à café d'origan frais haché
- Une pincée de sel de mer
- Une pincée de poivre noir fraîchement moulu
- 1 cuillère à café d'huile d'olive extra-vierge
- 1 cuillère à café d'ail haché
- 1 tasse de cœurs d'arti artichauts en conserve, dans l'eau et en quartiers, ég ég ég égouttés
- 1 tomate, coupée en morceaux

Directions :
1. Préchauffez le four à griller.
2. Dans un bol moyen, mélangez les œufs, le fromage Asiago, le basilic, l'origan, le sel de mer et le poivre.
3. Placez une grande poêle allant au four sur un feu moyen-élevé et ajoutez l'huile d'olive. Ajoutez l'ail et faites-le sauter pendant 1 minute.
4. Retirer la poêle du feu et verser le mélange d'œufs.
5. Remettez la poêle sur le feu et répartissez uniformément les cœurs d'artichauts et la tomate sur les œufs.

6. Faites cuire la frittata sans remuer pendant environ 8 minutes, ou jusqu'à ce que le centre soit pris.
7. Placez la poêle sous le gril du four pendant environ 1 minute, ou jusqu'à ce que le dessus soit légèrement bruni et gonflé.
8. Coupez la frittata en 4 morceaux et servez.
9. Conseil de substitution : Si vous n'avez pas besoin d'un plat végétarien, ajoutez du poulet cuit haché, des crevettes cuites ou du saumon fumé à cette frittata pour un supplément de protéines.

Nutrition : Calories 199 Lipides totaux : 13g Lipides saturés : 5g Glucides : 5g Fibres : 2g Protéines : 16g

4. Crêpes aux épinards et au curry avec pommes, raisins secs et pois chiches

Temps de préparation : 20 minutes
Temps de cuisson : 40 minutes
Portions : 6

Ingrédients :
- 2 œufs longs
- 1/3 de C de cor cor cor cor frais finement ha ha ha ha ha ha
- 1/4 cuillère à café de poivre noir
- 2 1/2 C de lait à 1 % %. 2 1/2 C de lait à 1 %. 2 1/2 C de lait à 1 %.
- 1 C plus 2 c. à c. de farine tout usage
- 1 o oignon jaune ha ha ha ha
- 1 boîte (15,5 oz) de pois chiches, rincés et égouttés
- 1 pomme gr gr gr gr gr gr gr gr gr smith, en dés
- 1/4 C golden raisins
- 2 c. à s. de poudre de cur cur cur curry madras
- 10 oz. d'épinards frais
- quartiers de citron, pour servir

Directions :
1. Dans un mélangeur, réduire en purée les œufs, la coriandre, le poivre, 1 tasse de lait et de farine, 2 cuillères à soupe d'huile et 1/4 de cuillère à café de sel. Badigeonner légèrement la poêle antiadhésive de 10 po d'un aérosol de cuisson et la chauffer à feu moyen. Verser 1/3 de tasse de pâte uniformément dans la

poêle et faire cuire jusqu'à ce que les bords soient pris, 1 minute. Retourner et cuire pendant 30 secondes. Répéter l'opération pour les autres crêpes. Couvrir pour garder au chaud.
2. Faites chauffer la cuillère à soupe d'huile restante dans une poêle à feu moyen. Ajouter l'oignon et poursuivre la cuisson jusqu'à ce qu'il ramollisse, 5 minutes. Ajouter les pois chiches, la pomme, les raisins secs et la poudre de curry - Cuire pendant 3 minutes. Incorporer les 2 cuillères à soupe de farine restantes et cuire pendant 30 secondes. Incorporer le reste du lait (1 1/2 tasse). Cuire jusqu'à épaississement, 2 minutes. Ajouter les épinards et la 1/2 cuillère à café de sel restante.

Nutrition : 106 calories, 5,04 g de protéines, 14,66 g de glucides, 2,4 g de fibres, 4,08 g de sucres, 3,27 g de graisses, 80 mg de cholestérol, 85 mg de sodium.

5. **Poêle à pain d'épices à la bette à carde avec œuf, oignon et tomate**

Temps de préparation : 0 minute
Temps de cuisson : 28 minutes
Portions : 4

Ingrédients :
- 1 1/4 c. de tomates cerises en quartiers
- 1 1 c.c. de vina du vin rouge
- 2 bunches Swiss chard or rainbow chard
- 2 c. de gros oignons jaunes hachés
- 3 cuillères à soupe d'huile d'olive extra-vierge
- 4 gousses d'ail é é é é é é
- 1/2 cuillère à café de sel marin
- 1/2 cuillère à café de poivre noir fraîchement moulu
- 4 gros œufs

Directions :
1. Mélanger les tomates cerises avec le vinaigre dans un petit bol. Mettez-les de côté.
2. Retirer les feuilles de blettes des tiges. Hachez les feuilles, mettez-les dans un grand bol d'eau froide, et retournez-les pour les rincer. Transférer dans une passoire et laisser un peu d'eau

sur les feuilles. Rincez, séchez et coupez les tiges en fines lamelles.
3. Dans une grande poêle en fonte, à feu moyen, faire revenir les tiges de blettes et l'oignon dans l'huile d'olive jusqu'à ce qu'elles soient tendres, environ 10 minutes. Baissez le feu. Ajouter l'ail et cuire pendant 1 minute. Ajouter les feuilles de blettes, le sel et le poivre. Augmenter le feu et remuer avec des pinces jusqu'à ce que les feuilles se fanent.
4. Faites quatre entailles ou "nids" dans les blettes avec le dos d'une cuillère. Casser un œuf dans chaque nid. Couvrir la poêle, réduire légèrement le feu et cuire jusqu'à ce que les jaunes d'œufs soient mi-durs, environ 4 minutes.
5. Ajouter les tomates cerises et le vinaigre dans la poêle et servir.

Nutrition : calories, 11 g, 17 g de glucides (5 g de fibres), 16 g de lipides (3 g de graisses saturées), 635 mg de sodium.

6. Omelette au fromage et à l'avocat

Temps de préparation : 5 minutes
Temps de cuisson : 15 minutes
Portions : 2

Ingrédients :
- 1 cuillère à café d'huile d'olive
- 1 petit o oignon rouge, finement ha ha ha ha ha ha ha ha
- Sel et poivre kosher
- 6 cremini mushrooms, sliced
- 1 c. de bébés épinards
- 4 large eggs plus 2 egg whites
- 2 oz de cheddar fort, râpé grossièrement
- 1 c. de tomates en rais raisin coupées en deux
- 1/4 c. de persil frais à feuilles plates, haché
- 1/2 petit avocat

Directions :
1. Vous devez faire chauffer l'huile dans une grande poêle antiadhésive à feu moyen. Ajouter l'oignon, assaisonner avec 1/4 de cuillère à café de sel et de poivre, et faire cuire, en remuant de temps en temps, pendant 4 minutes. Ajoutez les champignons et faites-les cuire, en remuant de temps en temps,

jusqu'à ce qu'ils soient tendres, pendant 4 minutes. Incorporez les épinards et faites-les cuire jusqu'à ce qu'ils commencent à se flétrir.
2. Ajouter les œufs et commencer à cuire ; continuer à remuer pendant 1 minute, puis cuire sans remuer jusqu'à ce que les bords soient dorés, 2 à 3 minutes. Saupoudrer de fromage et replier la moitié sur l'autre pour former un demi-cercle.
3. Mélanger les tomates avec le persil et l'avocat et servir avec une cuillère sur l'omelette.

Nutrition : calories, 351 g, 30,43 g de glucides (6,3 g de fibres), 19,74 g de lipides (6,93 g de graisses saturées), 402 mg de sodium.

7. Frittata à la feta et aux poivrons

Temps de préparation : 10 minutes
Temps de cuisson : 20 minutes
Portions : 4

Ingrédients :
- Huile d'olive en spray pour la cuisson
- 8 gros œufs
- 1 po po po rouge de taille moyenne, en dés
- 1/2 cuillère à café de sel
- 1/2 cuillère à café de poivre noir
- 1 gousse d'ail, émincée
- 1/2 cup feta, divided

Directions :
1. Préchauffez la friteuse à 360°F (182°C). Enduisez légèrement l'intérieur d'un moule à gâteau rond de 6 pouces d'un aérosol de cuisson à l'huile d'olive.
2. Dans un grand bol, battez les œufs pendant 1 à 2 minutes, ou jusqu'à ce qu'ils soient bien combinés.
3. Ajoutez le poivron, le sel, le poivre noir et l'ail aux œufs, et mélangez jusqu'à ce que le poivron soit bien réparti.
4. Incorporez ¼ de tasse de fromage feta.
5. Versez le mélange d'œufs dans le moule à gâteau préparé, et parsemez le ¼ de tasse de feta restant sur le dessus.
6. Placez-les dans la friteuse et faites-les cuire pendant 18 à 20 minutes, ou jusqu'à ce que les œufs soient pris au centre.

7. Retirer de la friteuse et laisser refroidir pendant 5 minutes avant de servir.

Nutrition : calories : 204 lipides : 14g protéines : 16g glucides : 4g fibres : 1g sodium : 606mg

8. Frittata aux tomates, aux herbes et au fromage de chèvre

Temps de préparation : 15 minutes
Temps de cuisson : 25 minutes
Portions : 2

Ingrédients :
- 1 cuillère à soupe d'huile d'olive
- 1/2 p p.p. de cer cer cer cer cer cer cer cer cer cer cer cer ou de tom tom tom tom rais rais
- 2 gousses d'ail, émincées
- 5 grands oeufs, battus
- 3 tablespoons unsweetened almond milk
- 1/2 cuillère à café de sel
- Une pincée de poivre noir fraîchement moulu
- 2 cuillères à soupe d'origan frais haché
- 2 cuillères à soupe de basil basilic frais haché
- 2 onces (57 g) de fromage de chèvre émietté (environ ½ tasse)

Directions :
1. Faites chauffer l'huile dans une poêle antiadhésive à feu moyen. Ajoutez les tomates. Lorsqu'elles commencent à cuire, percez-en quelques-unes pour qu'elles laissent échapper un peu de leur jus. Réduisez le feu à moyen-doux, couvrez la poêle et laissez les tomates ramollir.
2. Lorsque les tomates sont en grande partie ramollies et décomposées, retirez le couvercle, ajoutez l'ail et continuez à faire sauter.
3. Dans un bol moyen, mélangez les œufs, le lait, le sel, le poivre et les herbes et fouettez bien pour combiner.
4. Augmentez le feu à moyen-vif. Ajoutez le mélange d'œufs aux tomates et à l'ail, puis saupoudrez le fromage de chèvre sur les œufs.
5. Couvrez la poêle et laissez cuire pendant environ 7 minutes.

6. Découvrir la poêle et poursuivre la cuisson pendant 7 à 10 minutes supplémentaires, ou jusqu'à ce que les œufs soient pris. Passez une spatule sur le bord du moule pour vous assurer qu'ils ne collent pas.
7. Laissez la frittata refroidir pendant environ 5 minutes avant de la servir. Coupez-la en pointes et servez.

Nutrition : calories : 417 lipides : 31g protéines : 26g glucides : 12g fibres : 3g sodium : 867mg

9. Bruschetta au prosciutto pour le petit-déjeuner

Temps de préparation : 10 minutes
Temps de cuisson : 20 minutes
Portions : 4

Ingrédients :
- 1/4 cu cu cuillère à café de sel casher ou de sel de mer
- 6 tasses de broccoli rabe, taillé et haché (environ 1 botte)
- 1 cuillère à soupe d'huile d'olive extra-vierge
- 2 gousses d'ail, émincées (environ 1 cuillère à café)
- 1 once (28 g) de prosciutto, coupé ou déchiré en morceaux de ½ po.
- 1/4 cuillère à café de poivre rouge écrasé
- Spray de cuisson antiadhésif
- 3 gros œufs
- 1 tablespoon unsweetened almond milk
- 1/4 cuillère à café de poivre noir fraîchement moulu
- 4 teaspoons grated Parmesan or Pecorino Romano cheese
- 1 g d'ail en g g g g g g g g g g
- 8 tranches de pain complet de type baguette ou 4 tranches de pain complet plus large de type italien

Directions :
1. Portez une grande casserole d'eau à ébullition. Ajoutez le sel et les fanes de brocoli, et faites bouillir pendant 2 minutes. Égoutter dans une passoire.
2. Dans une grande poêle à feu moyen, faites chauffer l'huile. Ajouter l'ail, le prosciutto et le poivron rouge écrasé, et faire cuire pendant 2 minutes, en remuant souvent. Ajouter le

brocoli rabe et cuire pendant 3 minutes supplémentaires, en remuant plusieurs fois. Transférer dans un bol et réserver.
3. Remettez la poêle sur la cuisinière à feu doux et enduisez-la de spray de cuisson antiadhésif.
4. Dans un petit bol, fouetter ensemble les œufs, le lait et le poivre. Verser dans la poêle. Remuer et cuire jusqu'à ce que les œufs soient bien brouillés, de 3 à 5 minutes. Remettre le mélange de rapini dans la poêle avec le fromage. Remuez et faites cuire pendant environ 1 minute, jusqu'à ce que le mélange soit bien chaud. Retirer du feu.
5. Faites griller le pain, puis frottez les côtés coupés des moitiés de gousses d'ail sur un côté de chaque tranche de pain grillé. (Conservez l'ail pour une autre recette.) Déposez le mélange d'œufs sur chaque tranche de pain grillé et servez.

Nutrition : calories : 313 lipides : 10g protéines : 17g glucides : 38g fibres : 8g sodium : 559mg

10. Sandwichs au prosciutto, à l'avocat et aux légumes

Temps de préparation : 10 minutes
Temps de cuisson : 0 minutes
Portions : 4
Ingrédients :
- 8 tranches de pain complet ou de pain de blé entier
- 1 ripe avocado, halved and pitted
- 1/4 cuillère à café de poivre noir fraîchement moulu
- 1/4 cu cu cuillère à café de sel casher ou de sel de mer
- 4 romaine lettuce leaves, torn into 8 pieces total
- 1 grosse tomate mûre, coupée en 8 rondelles
- 2 onces (57 g) de prosciutto, coupé en 8 tranches fines

Directions :
1. Faites griller le pain et placez-le sur un grand plateau.
2. Retirez la chair de l'avocat de sa peau et mettez-la dans un petit bol. Ajoutez le poivre et le sel. À l'aide d'une fourchette ou d'un fouet, écrasez doucement l'avocat jusqu'à ce qu'il ressemble à une pâte à tartiner crémeuse. Répartissez la purée d'avocat sur les 8 morceaux de pain grillé.

3. Pour faire un sandwich, prendre une tranche de pain grillé à l'avocat, la recouvrir d'une feuille de laitue, d'une tranche de tomate et d'une tranche de prosciutto. Recouvrez d'une autre tranche de laitue, de tomate et de prosciutto, puis d'un deuxième morceau de pain d'avocat (côté avocat sur le prosciutto). Répétez l'opération avec le reste des ingrédients pour faire trois autres sandwichs et servez.

Nutrition : calories : 262 lipides : 12g protéines : 8g glucides : 35g fibres : 10g sodium : 162mg

11. Galettes de pois chiches et de houmous dans des pitas

Temps de préparation : 15 minutes
Temps de cuisson : 13 minutes
Portions : 4

Ingrédients :
- 1 boîte de pois ch ch pour ég ég ég ég ég ég et r r r r ég ég ég ég
- 1/2 tasse d'hummus à l'ail citronné ou ½ tasse d'hummus préparé
- 1/2 tasse de chapelure de pain p p p p p p p p
- 1 gros œuf
- 2 cuillères à café d'origan séché
- 1/4 cuillère à café de poivre noir fraîchement moulu
- 1 cuillère à soupe d'huile d'olive extra-vierge
- 1 concombre, non pelé (ou pelé si désiré), coupé en deux dans le sens de la longueur
- 1 contenant (6 onces / 170 g) de yogourt grec nature 2 %.
- 1 gousse d'ail, émincée
- 2 pains pita de blé entier, coupés en deux
- 1 tom tomate de taille moyenne, coupée en 4 tranches ép ép épaisses

Directions :
1. Dans un grand bol, écrasez les pois chiches à l'aide d'un presse-purée ou d'une fourchette jusqu'à ce qu'ils soient grossièrement écrasés (ils doivent encore être un peu épais). Ajouter le houmous, la chapelure, l'œuf, l'origan et le poivre. Remuez bien pour combiner le tout. Avec vos mains, formez 4 galettes (de la

taille d'une ½ tasse) avec le mélange. Pressez chaque galette à plat pour obtenir une épaisseur d'environ ¾ de pouce et mettez-la sur une assiette.
2. Dans une grande poêle à feu moyen-élevé, faire chauffer l'huile jusqu'à ce qu'elle soit très chaude, environ 3 minutes. Faire cuire les galettes pendant 5 minutes, puis les retourner avec une spatule. Faire cuire pendant 5 minutes supplémentaires.
3. Pendant que les galettes cuisent, râper la moitié du concombre avec une râpe ou le hacher finement avec un couteau. Dans un petit bol, mélanger le concombre râpé, le yogourt et l'ail pour faire la sauce tzatziki. Couper la moitié restante du concombre en tranches d'une épaisseur de ¼ de pouce et mettre de côté.
4. Faites griller les pains pita. Pour assembler les sandwichs, disposez les moitiés de pita sur un plan de travail. Dans chaque pita, placez quelques tranches de concombre, une galette de pois chiches et une tranche de tomate, puis arrosez le sandwich avec la sauce tzatziki et servez.

Nutrition : calories : 308 lipides : 8g protéines : 15g glucides : 45g fibres : 78g sodium : 321mg

12. Café glacé crémeux du matin

Temps de préparation : 5 minutes
Temps de cuisson : 0 minutes
Portions : 1
Ingrédients :
- 1 tasse de café noir fort fra fra fraîchement infusé, légèrement refroidi
- 1 cuillère à soupe d'huile d'olive extra-vierge
- 1 cuillère à soupe de demi-mélange ou de crème épaisse (facultatif)
- 1 cuillère à café d'huile MCT (facultatif)
- 1/8 teaspoon almond extract
- 1/8 cuillère à café de cannelle moulue

Directions :
1. Versez le café légèrement refroidi dans un mixeur ou un grand verre (si vous utilisez un mixeur à immersion).
2. Ajoutez l'huile d'olive, le demi-mélange (si vous l'utilisez), l'huile MCT (si vous l'utilisez), l'extrait d'amande et la cannelle.

3. Mélangez bien jusqu'à ce que le mélange soit lisse et crémeux. Buvez chaud et appréciez.

Nutrition : calories : 128 lipides : 14g protéines : 0g glucides : 0g fibres : 0g sodium : 5mg

13. Sandwich à la salade de thon et d'avocat

Temps de préparation : 10 minutes
Temps de cuisson : 2 minutes
Portions : 4
Ingrédients :

- 4 ronds de sandwichs polyvalents
- 2 boîtes de thon de 4 onces (113 g), emballées dans de l'huile d'olive
- 2 cuillères à soupe d'aïoli à l'ail rôti, ou de mayonnaise à l'huile d'avocat avec 1 à 2 cuillères à café de jus et de zeste de citron fraîchement pressé
- 1 very ripe avocado, peeled, pitted, and mashed
- 1 cuillère à soupe de câpres fraîches hachées (facultatif)
- 1 cu cuillère à café d'aneth frais ha haché ou ½ cuillère à café d'aneth sé sé séché

Directions :
1. Préparer les rondelles de sandwiches selon la recette. Couper chaque rondelle en deux et mettre de côté.
2. Dans un bol moyen, mettez le thon et l'huile des boîtes de conserve. Ajoutez l'aïoli, l'avocat, les câpres (si vous en utilisez) et l'aneth et mélangez bien le tout avec une fourchette.
3. Faire griller des tranches de sandwich et remplir chacune d'un quart de la salade de thon, soit environ 1/3 de tasse.

Nutrition : calories : 436 lipides : 36g protéines : 23g glucides : 5g fibres : 3g sodium : 790mg

14. Granola copieux au miel et aux abricots

Temps de préparation : 15 minutes
Temps de cuisson : 30 minutes
Portions : 6
Ingrédients :

- 1 cup rolled oats

- 1/4 cup dried apricots, diced
- 1/4 cup almond slivers
- 1/4 tasse de noix de noix ha ha ha ha ha ha ha ha
- 1/4 cup pumpkin seeds
- 1/4 cup hemp hearts
- 1/4 to 1/3 cup raw honey, plus more for drizzling
- 1 cuillère à soupe d'huile d'olive
- 1 cuillère à café de cannelle moulue
- 1/4 cuillère à café de noix de muscade moulue
- 1/4 cuillère à café de sel
- 2 cuillères à soupe de pépites de chocolat noir sans sucre (facultatif)
- 3 tasses de yaourt grec nature sans matières grasses

Directions :
1. Préchauffez la friteuse à 260 °F (127 °C). Recouvrez le panier de la friteuse de papier parchemin.
2. Dans un grand bol, combinez l'avoine, les abricots, les amandes, les noix, les graines de citrouille, les cœurs de chanvre, le miel, l'huile d'olive, la cannelle, la muscade et le sel, en mélangeant pour que le miel, l'huile et les épices soient bien répartis.
3. Versez le mélange sur le papier sulfurisé et étalez-le en une couche uniforme.
4. Faites cuire pendant 10 minutes, puis secouez ou remuez et étalez de nouveau le mélange en une couche uniforme. Poursuivez la cuisson pendant 10 minutes supplémentaires, puis répétez le processus consistant à secouer ou à remuer le mélange. Faites cuire pendant 10 minutes supplémentaires avant de retirer la friteuse.
5. Laissez le granola refroidir complètement avant d'incorporer les pépites de chocolat (si vous en utilisez) et de le verser dans un récipient hermétique pour le conserver.
6. Pour chaque portion, garnissez 1/2 tasse de yaourt grec avec 1/3 de tasse de granola et un filet de miel, si nécessaire.

Nutrition : calories : 342 lipides : 16g protéines : 20g glucides : 31g fibres : 4g sodium : 162mg

15. Polenta à la roquette, aux figues et au fromage bleu

Temps de préparation : 10 minutes
Temps de cuisson : 40 minutes
Portions : 4

Ingrédients :
- 1 tasse de farine de maïs à gros grains
- 1/2 cup oil-packed sun-dried tomatoes, chopped
- 1 cuillère à café de th thym frais éminé ou ¼ cuillère à café de thym séché
- 1/2 cuillère à café de sel de table
- 1/4 cuillère à café de poivre
- 3 tablespoons extra-virgin olive oil, divided
- 2 onces (57 g) de bébé roquette
- 4 fig fig fig figues, coupées en quartiers de ½ po d'épaisseur
- 1 cuillère à soupe de vinaigre balsamique
- 2 onces (57 g) de fromage bleu, émietté
- 2 tablespoons pine nuts, toasted

Directions :
1. Placer le dessous de plat fourni avec la marmite instantanée dans la base de l'insert et ajouter 1 tasse d'eau. Plier une feuille d'aluminium pour former une bande de 16 pouces sur 6 pouces, puis poser un plat à soufflé rond de 1½ pinte au centre de la bande. Fouetter 4 tasses d'eau, la semoule de maïs, les tomates, le thym, le sel et le poivre dans un bol, puis transférer le mélange dans le plat à soufflé. À l'aide de l'élingue, abaisser le plat à soufflé dans la casserole et sur le dessous de plat ; laisser les bords étroits de l'élingue reposer le long des côtés de l'insert.
2. Verrouiller le couvercle en place et fermer la valve de relâchement de la pression. Sélectionnez la fonction de cuisson à haute pression et faites cuire pendant 40 minutes. Éteindre l'Instant Pot et relâcher rapidement la pression. Retirez délicatement le couvercle, en laissant la vapeur s'échapper loin de vous.
3. À l'aide d'une élingue, transférer le plat à soufflé sur une grille. Incorporer 1 cuillère à soupe d'huile à la polenta en lissant les grumeaux. Laisser reposer jusqu'à ce que le mélange épaississe

légèrement, environ 10 minutes. Assaisonner de sel et de poivre au goût.
4. Mélanger la roquette et les figues avec le vinaigre et les 2 cuillères à soupe d'huile restantes dans un bol, et assaisonner de sel et de poivre au goût. Répartir la polenta dans des assiettes de service individuelles et garnir du mélange de roquette, du fromage bleu et des pignons. Servir.

Nutrition : calories : 360 lipides : 21g protéines : 7g glucides : 38g fibres : 8g sodium : 510mg

16. Couches de citrouille avec granola au miel

Temps de préparation : 5 minutes
Temps de cuisson : 0 minutes
Portions : 4

Ingrédients :
- 1 boîte de purée de citrouille pure (15 onces / 425 g)
- 4 teaspoons honey, additional to taste
- 1 cuillère à café d'épices pour tarte à la citrouille
- 1/4 cuillère à café de cannelle moulue
- 2 tasses de yogourt grec nature, non sucré et entier
- 1 tasse de gran gran gran gran gran au miel

Directions :
1. Dans un grand bol, mélangez la purée de citrouille, le miel, l'épice pour tarte à la citrouille et la cannelle. Couvrir et réfrigérer pendant au moins 2 heures.
2. Pour faire les parfaits, dans chaque tasse, versez ¼ de tasse de mélange de citrouille, ¼ de tasse de yaourt et ¼ de tasse de granola. Répéter les couches de yaourt grec et de citrouille et recouvrir de granola au miel.

Nutrition : calories : 264 lipides : 9g protéines : 15g glucides : 35g fibres : 6g sodium : 90mg

17. Shakshuka à la coriandre

Temps de préparation : 15 minutes
Temps de cuisson : 18 minutes

Portions : 4
Ingrédients :
- 2 cuillères à soupe d'huile d'olive extra-vierge
- 1 cup chopped shallots
- 1 tasse de poivrons rouges hachés
- 1 tasse de pommes de terre en petits dés
- 1 cuillère à café de poudre d'ail
- 1 boîte de tomates en dés égouttées
- 1/4 de cuillère à café de curcuma
- 1/4 cuillère à café de paprika
- 1/4 cuillère à café de cardamome moulue
- 4 gros œufs
- 1/4 de tasse de cor cor cor cor frais ha ha ha ha ha ha ha ha

Directions :
1. Préchauffez le four à 350°F (180°C).
2. Dans une sauteuse ou une poêle allant au four, faire chauffer l'huile d'olive à feu moyen-élevé et faire sauter les échalotes, en remuant de temps en temps, pendant environ 3 minutes, jusqu'à ce qu'elles soient parfumées. Ajouter les poivrons, les pommes de terre et la poudre d'ail. Cuire à découvert pendant 10 minutes, en remuant toutes les 2 minutes.
3. Ajouter les tomates, le curcuma, le paprika et la cardamome dans la poêle et bien mélanger. Une fois les bulles formées, retirer du feu et casser les œufs dans la poêle de façon à ce que les jaunes soient orientés vers le haut.
4. Mettez la poêle au four et faites cuire pendant 5 à 10 minutes supplémentaires, jusqu'à ce que les œufs soient cuits à votre goût. Garnir de coriandre et servir.

Nutrition : calories : 224 lipides : 12g protéines : 9g glucides : 20g fibres : 3g sodium : 278mg

18. Muffins à la citrouille

Temps de préparation : 15 minutes
Temps de cuisson : 15 minutes
Portions : 12 muffins
Ingrédients :
- Spray de cuisson antiadhésif

- 1½ tasse de sucre granulé
- 1/2 tasse de sucre
- 3/4 tasse de farine tout tout- de l'ordinaire
- 2 cuillères à café d'épices pour tarte au potiron
- 1 cuillère à café de bicarbonate de soude
- 1/4 cuillère à café de sel
- Une pincée de noix de muscade
- 3 bananes écrasées
- 1 boîte de purée de citrouille pure (15 onces / 425 g)
- 1/2 tasse de yogourt nature, non sucré et entier
- 1/2 tasse de beurre, fondu (facultatif)
- 2 gros blancs d'oeufs

Directions :
1. Préchauffer le four à 350°F (180°C). Vaporiser un moule à muffins avec un spray de cuisson.
2. Dans un grand bol, mélanger les sucres, la farine, les épices pour tarte à la citrouille, le bicarbonate de soude, le sel et la muscade. Dans un autre bol, mélanger les bananes, la purée de citrouille, le yogourt et le beurre (si désiré). Incorporer lentement les ingrédients humides aux ingrédients secs.
3. Dans un grand bol en verre, à l'aide d'un batteur à vitesse élevée, montez les blancs d'œufs en neige et incorporez-les à la pâte.
4. Versez la pâte dans un moule à muffins, en remplissant chaque tasse à moitié. Faites cuire au four pendant 15 minutes, ou jusqu'à ce qu'une fourchette insérée au centre en ressorte propre.

Nutrition : calories : 259 lipides : 8g protéines : 3g glucides : 49g fibres : 3g sodium : 226mg

19. Gruau de nuit à la cardamome et à la cannelle

Temps de préparation : 10 minutes
Temps de cuisson : 0 minutes
Portions : 2

Ingrédients :
- 1/2 tasse de lait d'amande non sucré à la vanille (pas de la marque Silk)

- 1/2 tasse d'av av av av laminé
- 2 cuillers à soupe d'am am am am amandes en tranche
- 2 cuillères à soupe d'suc suc suc suc liquide
- 1 cu.à c. de graines de ch.ia
- 1/4 cuillère à café de cardamome moulue
- 1/4 cuillère à café de cannelle moulue

Directions :
1. Dans un pot mason, combinez le lait d'amande, l'avoine, les amandes, l'édulcorant liquide, les graines de chia, la cardamome et la cannelle et secouez bien. Conserver au réfrigérateur pendant 8 à 24 heures, puis servir froid ou chaud.

Nutrition : calories : 131 lipides : 6g protéines : 5g glucides : 17g fibres : 4g sodium : 45mg

20. Gruau de nuit à la vanille et aux framboises

Temps de préparation : 10 minutes
Temps de cuisson : 0 minutes
Portions : 2

Ingrédients :
- 2/3 de tasse de lait d'am am am am vanille non sucré
- 1/3 cup rolled oats
- 1/4 cup raspberries
- 1 cuillère à café de miel
- 1/4 cuillère à café de curcuma
- 1/8 cuillère à café de cannelle moulue
- Pincée de clou de girofle moulu

Directions :
1. Dans un pot mason, combinez le lait d'amande, l'avoine, les framboises, le miel, le curcuma, la cannelle et les clous de girofle et secouez bien. Conservez au réfrigérateur pendant 8 à 24 heures, puis servez froid ou chaud.

Nutrition : calories : 82 lipides : 2g protéines : 2g glucides : 14g fibres : 3g sodium : 98mg

21. Poulet grillé au sésame et au gingembre

Temps de préparation : 10 minutes
Temps de cuisson : 15 minutes
Portions : 4

Ingrédients :
- 1 cuillère à soupe d'assaisonnement au sésame grillé et au gingembre (ou graines de sésame grillées, ail, poudre d'oignon, poivre rouge, gingembre moulu, sel, poivre et citron)
- 1 1/2 lbs. boneless, skinless chicken breast
- 4 cuillères à café d'huile d'olive

Directions :
1. Sur une planche à découper propre et sèche, mettez les blancs de poulet.
2. Aplatissez doucement les poitrines de poulet pour obtenir une épaisseur d'environ 3/8 à l'aide d'un marteau à viande ou du dos d'une poêle à frire.
3. Saupoudrer d'un peu d'assaisonnement.
4. Faites chauffer l'huile d'olive à feu moyen-élevé dans une grande poêle antiadhésive.
5. Ajoutez le poulet et faites-le cuire d'un côté pendant environ 7-8 minutes, jusqu'à ce qu'une belle croûte se forme - elle sera légèrement orange.
6. Tournez le poulet doucement et faites-le cuire de l'autre côté pendant encore 5-6 minutes avant que le poulet ne soit complètement cuit.
7. Servir chaud ou refroidi sur une salade avec votre plat d'accompagnement préféré. Donne environ 4 portions.

Nutrition : Énergie (calories) : 310 kcal Protéines : 16,14 g Lipides : 10,64 g Glucides : 36.65 g

22. Tacos de poisson tendres et savoureux

Temps de préparation : 15 minutes
Temps de cuisson : 15 minutes
Portions : 4

Ingrédients :
- 2 cuillères à café d'huile d'olive ou d'huile et d'ail frais votre condiment pour tacos préféré

- 1 bouchon (1 c. à soupe) d'assaisonnement du Sud-Ouest ou d'assaisonnement Phoenix Sunrise ou de cumin, d'ail, de coriandre, de poivron rouge, d'oignon, de persil, de paprika, de sel et de poivre (ou d'assaisonnement pour tacos à faible teneur en sodium)
- 1 3/4 lb. de morue ou d'aiglefin (pêché à l'état sauvage)

Directions :
1. Nettoyez votre poisson et coupez-le en morceaux de 1 pouce.
2. Saupoudrer l'assaisonnement et remuer pour bien enrober le poisson.
3. Faites chauffer l'huile d'olive à feu moyen-élevé dans une grande poêle antiadhésive.
4. Ajouter le poisson et faire cuire pendant environ 10 à 12 minutes jusqu'à ce que le poisson soit transparent et se divise en morceaux. Veillez à ne pas trop cuire, sinon le poisson risque d'être sec et mâchouillé.
5. Avec vos condiments préférés, servir chaud.
6. Cela donne environ 4 portions.

Nutrition : Énergie (calories) : 748 kcal Protéines : 29,23 g Lipides : 6,64 g Glucides : 148.64 g

23. Crêpe au beurre de cacahuète et aux protéines

Temps de préparation : 10 minutes
Temps de cuisson : 15 minutes
Portions : 1

Ingrédients :
- 1/2 tasse de farine d'av d'av d'av d'av d d'av d'av d'av d'av
- 1/2 tasse de mélange pour cr cr cr cr cr crêpe au chocolat sans gluten
- 1/2 cup almond milk
- 1 œuf
- 1 cuillère à soupe d'eau de coco
- 1 cuillère à soupe de beurre de cacahuète
- Tranches de fruits frais

Directions :
1. Préchauffez une casserole à feu moyen.
2. Mélangez la farine et la préparation pour crêpes dans un bol.

3. Mélangez le lait d'amande et les œufs avec l'eau de coco dans un autre bol.
4. Mélanger soigneusement les ingrédients secs et humides pour former une pâte délicate.
5. Vaporisez la casserole préchauffée avec un peu d'huile de noix de coco.
6. Mettez la pâte dans la casserole avec un gobelet doseur et laissez-la cuire pendant quelques minutes.
7. Laisser refroidir et garnir de beurre de cacahuètes et de tranches de fruits frais.

Nutrition : Calories : 380 Protéines : 22g Glucides : 16g

24. Tacos Tex-Mex au tofu pour le petit-déjeuner

Temps de préparation : 10 minutes
Temps de cuisson : 15 minutes
Portions : 1

Ingrédients :
- 8 oz. de tofu ferme
- 1 tasse de haricots noirs bien cuits
- 1/4 d'oignon rouge
- 1 tasse de coriandre fraîche
- 1 avocat mûr
- 1/2 tasse de salsa
- 1 citron vert de taille moyenne
- 5 tortillas de maïs entières
- 1/2 cuillère à café de poudre d'ail
- 1/2 cuillère à café de poudre de chili
- 1/8 de cuillère à café de sel de mer
- 1 cuillère à soupe de salsa
- 1 cuillère à soupe d'eau

Directions :
1. Coupez en dés les oignons rouges, les avocats, la coriandre et gardez-les dans des bols séparés.
2. Coupez également les citrons verts en tranches et conservez-les dans des bols individuels.
3. Dans une serviette propre. Enveloppez le tofu et placez-le sous une poêle en fonte.

4. Pendant ce temps, faites chauffer une casserole à feu moyen.
5. Faites cuire les haricots noirs dans la casserole, ajoutez un peu de sel, de cumin et de poudre de chili.
6. Réduisez ensuite le feu à un faible frémissement et mettez de côté.
7. Ajoutez les épices du tofu et la salsa dans un bol, puis ajoutez un peu d'eau et mettez de côté.
8. Faites chauffer une autre poêle à feu moyen.
9. Versez un peu d'huile dans la poêle, puis émiettez le tofu dans celle-ci.
10. Faites sauter pendant environ 5 minutes jusqu'à ce que le tofu commence à brunir.
11. Ajoutez un peu d'assaisonnement et poursuivez la cuisson pendant environ 5 à 10 minutes, puis mettez de côté.
12. Chauffer les tortillas au four à 250°F.
13. Garnir les tortillas avec le tofu brouillé, l'avocat, la salsa, la coriandre, les haricots noirs et le jus de citron vert.
14. Servez immédiatement.

Nutrition : Calories : 350 Lipides : 6.5g Glucides : 23.6g Protéines : 21.5g

25. <u>Gâteau d'avoine au moka</u>

Temps de préparation : 5 minutes
Temps de cuisson : 10 minutes
Portions : 1
Ingrédients :
- 1 banane
- 1/2 tasse d'avoine
- 1 tasse de café
- 1/4 cuillère à café de sel
- 1 cuillère à café de noix
- 1/2 cu.à café de poudre de cac cac cac cac poudre
- 1 tasse de lait
- Miel

Directions :
1. Préchauffez une casserole à feu moyen.
2. Mettez les flocons d'avoine dans une casserole.

3. Coupez la banane en tranches, écrasez-la et ajoutez-la aux flocons d'avoine.
4. Ajouter le café, les noix, la poudre de cacao et le sel.
5. Remuez et vous pouvez attendre qu'il mijote, pratiquement jusqu'à ce que le mélange prenne une consistance collante.
6. Servez dans un bol et ajoutez du lait et du miel si vous le souhaitez.
7. Profitez-en !

Nutrition : Calories : 400 Glucides : 51g Graisses : 5g Fibres : 8g

26. Porridge d'orge

Temps de préparation : 5 minutes
Temps de cuisson : 25 minutes
Portions : 4

Ingrédients :
- 1 tasse d'orge
- 1 cup wheat berries
- 2 cups unsweetened almond milk, plus more for serving
- 2 tasses d'eau
- 1/2 tasse de bleuets
- 1/2 tasse de graines de gr gr gr gr gr gr gr
- 1/2 cup hazelnuts, toasted and chopped
- 1/4 tasse de miel

Directions :
1. Dans une casserole moyenne à feu moyen-élevé, placez l'orge, les baies de blé, le lait d'amande et l'eau. Portez à ébullition, réduisez le feu à doux et laissez mijoter pendant environ 25 minutes, en remuant fréquemment jusqu'à ce que les grains soient très tendres.
2. Complétez chaque portion avec du lait d'amande, 2 cuillères à soupe de myrtilles, 2 cuillères à soupe de graines de grenade, 2 cuillères à soupe de noisettes et 1 cuillère à soupe de miel.
3. Conseil de substitution : Le boulgour peut remplacer l'orge dans ce petit-déjeuner chaud, car il est riche en protéines et en fibres. Le boulgour est un grain de blé fendu, partiellement cuit.

Nutrition : Calories : 354 Lipides totaux : 8g Lipides saturés : 1g Glucides : 63g Fibres : 10g Protéines : 11g

27. Casserole de petit-déjeuner à la ricotta

Temps de préparation : 15 minutes
Temps de cuisson : 25 minutes
Portions : 4

Ingrédients :
- 1 cuillère à café d'huile d'olive extra-vierge
- 1 courgette, coupée en morceaux
- 1 tasse de fleur de bro bro bro de blanch blanch blanch blanch blanch à la vapeur
- ½ tasse de dés dés de car car car car car car car car en dés
- ½ poivron rouge, épépiné et coupé en dés
- 8 gros œufs
- ½ tasse de fromage ricotta pauvre en graisse
- 1 cuillère à café de basilic frais haché
- 1 cuillère à café d'origan frais haché
- 1 cuillère à café de ciboulette fraîche hachée
- Une pincée de sel de mer
- Une pincée de poivre noir fraîchement moulu

Directions :
1. Préchauffez le four à 350°F.
2. Graisser légèrement un plat de cuisson de 8 pouces sur 8 pouces avec de l'huile d'olive. Répartir uniformément les courgettes, le brocoli, les carottes et le poivron rouge dans le fond du plat.
3. Dans un grand bol, fouetter ensemble les œufs, la ricotta, le basilic, l'origan, la ciboulette, le sel de mer et le poivre. Verser les œufs dans le plat préparé sur les légumes.
4. Faites cuire la cocotte pendant environ 25 minutes, ou jusqu'à ce qu'un couteau inséré près du centre en ressorte propre.
5. Conseil de substitution : La ricotta ajoute une texture intéressante, mais vous pouvez facilement la remplacer par du fromage de chèvre, de la feta ou même du fromage blanc ordinaire avec des résultats tout aussi superbes.

Nutrition : Calories : 220 Lipides totaux : 14g Lipides saturés : 5g Glucides : 7g Fibres : 2g Protéines : 17g

DÉJEUNER

28. Fattoush - Pain du Moyen-Orient

Temps de préparation : 10 minutes
Temps de cuisson : 15 minutes
Portions : 6

Ingrédients :
- 2 miches de pain pita
- 1 cuillère à soupe d'huile d'olive extra vierge
- 1/2 tsp sumac, more for later
- Sel et poivre
- 1 cœur de laitue romaine
- 1 concombre anglais
- 5 tomates Roma
- 5 oignons verts
- 5 radis
- 2 tasses de feuilles de persil frais hachées
- 1 cup chopped fresh mint leaves

Ingrédients de la vinaigrette :
- 1 1/2 lime, le jus
- 1/3 tasse d'huile d'olive extra vierge
- Sel et poivre
- 1 c. à c. de sumac en poudre
- 1/4 cuillère à café de cannelle moulue
- 1/4 de cuillère à café de piment de la Jamaïque moulu

Directions :
1. Pendant 5 minutes, faites griller le pain pita dans le four à toaster. Ensuite, cassez le pain pita en morceaux.
2. Dans une grande poêle à feu moyen, faites chauffer 3 cuillères à soupe d'huile d'olive pendant 3 minutes. Ajouter le pain pita et le faire frire jusqu'à ce qu'il soit bruni, environ 4 minutes, tout en le remuant.

3. Ajouter le sel, le poivre et 1/2 cuillère à café de sumac. Retirez les chips de pita du feu et mettez-les dans du papier absorbant pour les égoutter.
4. Mélangez bien la laitue hachée, le concombre, les tomates, les oignons verts, le radis tranché, les feuilles de menthe et le persil dans un grand saladier.
5. Pour préparer la vinaigrette au citron vert, fouetter tous les ingrédients dans un petit bol.
6. Incorporer la vinaigrette à la salade et bien mélanger. Incorporer le pain pita.
7. Servez et appréciez.

Nutrition 192 Calories 13.8g Graisses 16.1g Glucides 3.9g Protéines

29. Focaccia sans gluten à l'ail et aux tomates

Temps de préparation : 5 minutes
Temps de cuisson : 20 minutes
Une portion : 8

Ingrédients :
- 1 œuf
- ½ cuillère à café de jus de citron
- 1 c. à c. de miel
- 4 cuillères à soupe d'huile d'olive
- Une pincée de sucre
- 1 ¼ tasse d'eau chaude
- 1 cu de la lev lev de sèche active
- 2 cuillères à café de romarin haché
- 2 cuillères à café de thym haché
- 2 cuillères à café de basilic haché
- 2 gousses d'ail é é é é é é é
- 1 ¼ cuillère à café de sel de mer
- 2 cuillères à café de gomme xanthane
- ½ cup millet flour
- 1 cup potato starch, not flour
- 1 tasse de farine sor de sor de farine
- Farine de maïs sans gluten pour saupoudrer

Directions :

1. Pendant 5 minutes, allumez le four puis éteignez-le, en gardant la porte du four fermée.
2. Mélanger l'eau chaude et une pincée de sucre. Ajouter la levure et remuer doucement. Laissez reposer pendant 7 minutes.
3. Dans un grand bol, mélangez bien les herbes, l'ail, le sel, la gomme xanthane, l'amidon et les farines. Une fois que la levure a fini de fermenter, la verser dans le bol de farines. Incorporer l'œuf, le jus de citron, le miel et l'huile d'olive en fouettant.
4. Mélanger soigneusement et placer dans un moule carré bien graissé, saupoudré de farine de maïs. Garnir d'ail frais, d'autres herbes et de tomates en tranches. Placez le tout dans le four chaud et laissez-le lever pendant une demi-heure.
5. Allumez le four à 375oF et, après le préchauffage, faites-le chauffer pendant 20 minutes. La focaccia est prête lorsque le dessus est légèrement bruni. Retirer du four et de la poêle immédiatement et laisser refroidir. Servir de préférence chaud.

Nutrition 251 Calories 9g Lipides 38.4g Glucides 5.4g Protéines

30. Burgers grillés aux champignons

Temps de préparation : 15 minutes
Temps de cuisson : 10 minutes
Une portion : 4

Ingrédients :
- 2 laitues Bibb, coupées en deux
- 4 tranches d'oignon rouge
- 4 tranches de tomate
- 4 petits pains de blé entier grillés
- 2 cuillères à soupe d'huile d'olive
- ¼ cuillère à café de poivre de cayenne, facultatif
- 1 gousse d'ail, émincée
- 1 cuillère à soupe de sucre
- ½ tasse d'eau
- 1/3 cup balsamic vinegar
- 4 large Portobello mushroom caps, around 5-inches in diameter

Directions :

1. Retirer les pieds des champignons et les nettoyer avec un chiffon humide. Transférer dans un plat à four, côté branchies vers le haut.
2. Dans un bol, mélangez soigneusement l'huile d'olive, le poivre de Cayenne, l'ail, le sucre, l'eau et le vinaigre. Versez sur les champignons et laissez mariner les champignons dans le ref pendant au moins une heure.
3. Une fois l'heure presque écoulée, préchauffez le gril à feu moyen-élevé et graissez la grille du gril.
4. Faire griller les champignons pendant cinq minutes de chaque côté ou jusqu'à ce qu'ils soient tendres. Arrosez les champignons avec la marinade pour éviter qu'elle ne se dessèche.
5. Pour assembler, placez la ½ du petit pain dans une assiette, garnissez-la d'une tranche d'oignon, de champignon, de tomate et d'une feuille de laitue. Couvrez avec l'autre moitié supérieure du petit pain. Répétez le processus avec le reste des ingrédients, servez et appréciez.

Nutrition 244 Calories 9.3g Lipides 32g Glucides 8.1g Protéines

31. Baba Ghanoush méditerranéen

Temps de préparation : 10 minutes
Temps de cuisson : 25 minutes
Une portion : 4

Ingrédients :
- 1 bulbe d'ail
- 1 red bell pepper, halved and seeded
- 1 cuillère à soupe de basil basilic frais haché
- 1 c. à c. d'huile d'olive
- 1 cuillère à café de poivre noir
- 2 eggplants, sliced lengthwise
- 2 rondelles de pain plat ou de pita
- Le jus d'un citron

Directions :
1. Badigeonner la grille d'un aérosol de cuisson et préchauffer le gril à feu moyen-élevé.
2. Couper le sommet du bulbe d'ail et l'envelopper dans du papier d'aluminium. Placez-les dans la partie la plus froide du gril et

faites-les rôtir pendant au moins 20 minutes. Placer les tranches de poivron et d'aubergine sur la partie la plus chaude du gril. Faire griller les deux côtés.
3. Une fois les bulbes terminés, enlever la peau de l'ail rôti et placer l'ail épluché dans le robot culinaire. Ajouter l'huile d'olive, le poivre, le basilic, le jus de citron, le poivron rouge grillé et l'aubergine grillée. Réduire en purée et verser dans un bol.
4. Griller le pain au moins 30 secondes par côté pour le réchauffer. Servez le pain avec la purée de trempette et dégustez.

Nutrition 231.6 Calories 4.8g Lipides 36.3g Glucides 6.3g Protéines

32. Petits pains multigrains et sans gluten

Temps de préparation : 10 minutes
Temps de cuisson : 20 minutes
Une portion : 8

Ingrédients :
- ½ cuillère à café de vinaigre de cidre de pomme
- 3 cuillères à soupe d'huile d'olive
- 2 œufs
- 1 cuillère à café de levure chimique
- 1 cuillère à café de sel
- 2 cuillères à café de gomme xanthane
- ½ tasse de féc fécule de tapioca
- ¼ cup brown teff flour
- ¼ cup flax meal
- ¼ cup amaranth flour
- ¼ cup sorghum flour
- ¾ cup brown rice flour

Directions :
1. Mélangez bien l'eau et le miel dans un petit bol et ajoutez la levure. Laissez le tout pendant exactement 10 minutes.
2. Mélangez les ingrédients suivants à l'aide d'un batteur à palette : levure chimique, sel, gomme xanthane, farine de lin, farine de sorgho, farine de teff, fécule de tapioca, farine d'amarante et farine de riz brun.

3. Dans un bol moyen, fouettez bien le vinaigre, l'huile d'olive et les œufs.
4. Dans le bol des ingrédients secs, verser le mélange de vinaigre et de levure et bien mélanger.
5. Graissez un moule à 12 muffins avec un spray de cuisson. Transférez la pâte uniformément dans 12 moules à muffins et laissez-la lever pendant une heure.
6. Ensuite, préchauffer le four à 375oF et faire cuire les petits pains jusqu'à ce que le dessus soit doré, environ 20 minutes.
7. Retirez les petits pains du four et des moules à muffins immédiatement et laissez-les refroidir.
8. A servir de préférence chaud.

Nutrition 207 Calories 8.3g Lipides 27.8g Glucides 4.6g Protéines

33. Muffins à la pizza au quinoa

Temps de préparation : 15 minutes
Temps de cuisson : 30 minutes
Une portion : 4
Ingrédients :
- 1 tasse de quinoa non cuit
- 2 gros œufs
- ½ medium onion, diced
- 1 tasse de poivrons en dés
- 1 tasse de fromage mozzarella râpé
- 1 tbsp dried basil
- 1 cuillère à soupe d'origan séché
- 2 cuillères à café de poudre d'ail
- 1/8 c. à thé de sel
- 1 cuillère à café de poivrons rouges écrasés
- ½ tasse de poivrons rouges r r rôtis, ha ha ha Ï ï ï ï ï ï ï ï ï
- Sauce à pizza, environ 1-2 tasses

Directions :
1. Préchauffer le four à 350oF. Faire cuire le quinoa selon les instructions. Combiner tous les ingrédients (sauf la sauce) dans un bol. Bien mélanger tous les ingrédients.
2. Répartir uniformément le mélange de quinoa et de pizza dans le moule à muffins. Cela donne 12 muffins. Faites cuire pendant

30 minutes jusqu'à ce que les muffins prennent une couleur dorée et que les bords deviennent croustillants.
3. Garnir de 1 ou 2 cuillères à soupe de sauce à pizza et déguster !

Nutrition 303 Calories 6.1g Lipides 41.3g Glucides 21g Protéines

34. Pain de mie aux noix et au romarin

Temps de préparation : 5 minutes
Temps de cuisson : 45 minutes
Une portion : 8

Ingrédients :
- ½ cup chopped walnuts
- 4 cuillères à soupe de rom rom romarin frais haché
- 1 1/3 tasse d'eau gazeuse tiède
- 1 c. à c. de miel
- ½ tasse d'huile d'olive extra vierge
- 1 cuillère à café de vinaigre de cidre de pomme
- 3 œufs
- 5 c. à c. de gran gran gran de levure sèche instantanée
- 1 cuillère à café de sel
- 1 c.à.s. de gomme de xanthane
- ¼ de tasse de poudre de babeur du en poudre
- 1 1 de farine du riz blanc
- 1 tasse d'am amidon de tap tap tapi dans l'amidon
- 1 cup arrowroot starch
- 1 ¼ tasse de mélange de farine tout usage sans gluten Bob's Red Mill

Directions :
1. Dans un grand bol de mélange, fouettez bien les œufs. Ajouter 1 tasse d'eau chaude, le miel, l'huile d'olive et le vinaigre.
2. Tout en battant continuellement, incorporez le reste des ingrédients, sauf le romarin et les noix.
3. Continuer à battre. Si la pâte est trop ferme, ajoutez un peu d'eau chaude. La pâte doit être hirsute et épaisse.
4. Ajoutez ensuite le romarin et les noix en continuant de pétrir jusqu'à ce qu'ils soient répartis uniformément.
5. Couvrez le bol de pâte avec une serviette propre, placez-le dans un endroit chaud et laissez-le lever pendant 30 minutes.

6. Quinze minutes après la levée, préchauffer le four à 400oF.
7. Graisser généreusement avec de l'huile d'olive un four hollandais de 2 litres et préchauffer l'intérieur du four sans le couvercle.
8. Une fois que la pâte a fini de lever, retirer la casserole du four et y placer la pâte. Avec une spatule humide, étaler uniformément le dessus de la pâte dans la marmite.
9. Badigeonner le dessus du pain avec 2 cuillères à soupe d'huile d'olive, couvrir le four hollandais et faire cuire pendant 35 à 45 minutes. Une fois le pain cuit, retirer du four. Et retirez délicatement le pain de la casserole. Laissez le pain refroidir au moins dix minutes avant de le couper en tranches. Servez et appréciez.

Nutrition 424 Calories 19g Lipides 56.8g Glucides 7g Protéines

35. Savoureux panini au crabe

Temps de préparation : 5 minutes
Temps de cuisson : 10 minutes
Portions : 4

Ingrédients :
- 1 cuillère à soupe d'huile d'olive
- Pain français fendu et tranché en diagonale
- 1 lb. de crabe aux crevettes
- ½ tasse de céleri
- ¼ cup green onion chopped
- 1 cuillère à café de sauce Worcestershire
- 1 cuillère à café de jus de citron
- 1 c. à c. de mout mout mout de Dijon
- ½ cup light mayonnaise

Directions :
1. Dans un bol moyen, mélanger soigneusement les ingrédients suivants : céleri, oignon, Worcestershire, jus de citron, moutarde et mayonnaise. Assaisonnez avec du poivre et du sel. Ajouter ensuite délicatement les amandes et les crabes.
2. Tartinez d'huile d'olive les côtés tranchés du pain et enduisez-les du mélange de crabe avant de les recouvrir d'une autre tranche de pain.

3. Griller le sandwich dans une presse à Panini jusqu'à ce que le pain soit croustillant et strié.

Nutrition 248 Calories 10.9g Lipides 12g Glucides 24.5g Protéines

36. Pizza parfaite

Temps de préparation : 35 minutes
Temps de cuisson : 15 minutes
Portions : 10

Ingrédients :
Pour la pâte à pizza :
- 2 cuillères à café de miel
- 1/4 oz. de levure sèche active
- 11/4 tasses d'eau chaude (environ 120 °F)
- 2 cuillères à soupe d'huile d'olive
- 1 cuillère à café de sel marin
- 3 tasses de farine complète + 1/4 de tasse, selon les besoins pour le laminage

Pour la garniture de la pizza :
- 1 tasse de sauce pesto
- 1-cup artichoke hearts
- 1 tasse d'ép ép épinards fanés
- 1 tasse de tomates séchées au soleil
- 1/2-cup Kalamata olives
- 4 oz de fromage feta
- 4 oz de fromage mixte composé à parts égales de mozzarella, d'asiago et de provolone à faible teneur en matières grasses Huile d'olive

Garnitures facultatives :
- Poivron
- Blanc de poulet en lanières Basilic frais
- Pignons de pin

Directions :
Pour la pâte à pizza :
1. Préchauffez votre four à 350 °F.
2. Mélangez le miel et la levure avec l'eau tiède dans votre robot culinaire muni d'un accessoire à pâte. Mixez le mélange jusqu'à ce qu'il soit entièrement combiné. Laissez reposer le mélange

pendant 5 minutes pour assurer l'activité de la levure par l'apparition de bulles à la surface.
3. Versez l'huile d'olive. Ajoutez le sel, et mélangez pendant une demi-minute. Ajoutez progressivement 3 tasses de farine, environ une demi-tasse à la fois, en mélangeant pendant quelques minutes entre chaque ajout.
4. Laissez votre robot pétrir le mélange pendant 10 minutes jusqu'à ce qu'il soit lisse et élastique, en saupoudrant de farine chaque fois que nécessaire pour éviter que la pâte ne colle aux surfaces du bol du robot.
5. Retirez la pâte du bol. Laissez-la reposer pendant 15 minutes, couverte d'une serviette humide et chaude.
6. Abaisser la pâte à une épaisseur d'un demi-pouce, en la saupoudrant de farine au besoin. Percez des trous sans discernement sur la pâte à l'aide d'une fourchette pour éviter que la croûte ne bouillonne.
7. Placez la pâte perforée et roulée sur une pierre à pizza ou une plaque à pâtisserie. Faites cuire au four pendant 5 minutes.
8. Pour la garniture de la pizza :
9. Badigeonner légèrement l'enveloppe de la pizza cuite d'huile d'olive.
10. Verser la sauce pesto et l'étaler complètement sur la surface de la coquille de la pizza, en laissant un espace d'un demi-pouce autour de son bord comme la croûte.
11. Garnir la pizza de coeurs d'artichauts, de feuilles d'épinards flétris, de tomates séchées au soleil et d'olives. (Ajouter d'autres garnitures, au besoin.) Couvrir le dessus avec le fromage.
12. Placez la pizza directement sur la grille du four. Faites cuire pendant 10 minutes jusqu'à ce que le fromage bouillonne et fonde du centre à l'extrémité. Laissez la pizza refroidir pendant 5 minutes avant de la couper en tranches.

Nutrition 242.8 Calories 15.1g Graisses 15.7g Glucides 14.1g Protéines

37. Modèle Margherita

Temps de préparation : 15 minutes
Temps de cuisson : 15 minutes
Service : 10
Ingrédients :

- Coquille de pizza à 1 lot
- 2 cuillères à soupe d'huile d'olive
- 1/2 tasse tom tom tom tom écras écras écras écras
- 3-Roma tomates, en tranches d'une épaisseur d'1/4 d'épaisseur
- 1/2-cup fresh basil leaves, thinly sliced
- bloc de mozzarella de 6 oz, coupé en tranches de 1/4 de pouce, asséché avec un essuie-tout
- 1/2 cuillère à café de sel de mer

Directions :
1. Préchauffez votre four à 450 °F.
2. Badigeonner légèrement la coquille de la pizza d'huile d'olive. Répartissez bien les tomates concassées sur la coquille de la pizza, en laissant un espace d'un demi-pouce sur le pourtour pour la croûte.
3. Garnir la pizza de tranches de tomates Roma, de feuilles de basilic et de tranches de mozzarella. Saupoudrer la pizza de sel.
4. Transférer la pizza directement sur la grille du four. Faites cuire jusqu'à ce que le fromage fonde du centre vers la croûte. Mettre de côté avant de couper en tranches.

Nutrition 251 Calories 8g Graisses 34g Glucides 9g Protéines

38. **Pique-nique portable**

Temps de préparation : 5 minutes
Temps de cuisson : 0 minute
Portion : 1

Ingrédients :
- 1 tranche de pain complet, coupée en petits morceaux
- 10 tomates cerises
- 1/4 oz. de fromage vieilli, en tranches
- 6 olives séchées à l'huile

Directions :
1. Placez chacun des ingrédients dans un récipient portable qui vous servira lors de vos collations sur le pouce.

Nutrition 197 Calories 9g Graisses 22g Glucides 7g Protéines

39. Frittata farcie

Temps de préparation : 10 minutes
Temps de cuisson : 15 minutes
Une portion : 4

Ingrédients :
- Œufs 8-pcs
- 1/4 de cuillère à café de poivre rouge écrasé
- 1/4 de cuillère à café de sel
- 1 cuillère à soupe d'huile d'olive
- 1 petit zucchini, tranché finement dans le sens de la longueur
- 1/2-cup red or yellow cherry tomatoes, halved
- 1/3 -cup walnuts, coarsely chopped
- Boules de mozzarella fraîche de 2 oz (bocconcini)

Directions :
1. Préchauffez votre gril. Pendant ce temps, fouettez ensemble les œufs, le poivre rouge écrasé et le sel dans un bol de taille moyenne. Mettre de côté.
2. Dans une poêle de 10 pouces résistant au gril et placée à feu moyen-élevé, faites chauffer l'huile d'olive. Répartissez les tranches de courgettes en une couche uniforme au fond de la poêle. Faites-les cuire pendant 3 minutes, en les retournant une fois, à mi-cuisson.
3. Recouvrir la couche de courgettes de tomates cerises. Verser le mélange d'oeufs sur les légumes dans la poêle. Garnir de noix de Grenoble et de boules de mozzarella.
4. Passez à feu moyen. Faites cuire jusqu'à ce que les côtés commencent à prendre. À l'aide d'une spatule, soulever la frittata pour que les parties non cuites du mélange d'œufs coulent en dessous.
5. Placez la poêle sur le gril du four. Faire griller la frittata à 4 pouces du feu pendant 5 minutes, jusqu'à ce que le dessus soit pris. Pour servir, couper la frittata en pointes.

Valeur nutritive 284 Calories 14g Graisses 4g Glucides 17g Protéines

40. Pain plat grec

Temps de préparation : 5 minutes
Temps de cuisson : 10 minutes

Portions : 4
Ingrédients :
- 2 pitas de blé entier
- 2 tablespoons olive oil, divided
- 2 gousses d'ail, émincées
- ¼ cuillère à café de sel
- ½ tasse de cœurs d'arti artichauts en boîte, tran tran tranchés
- ¼ tasse d'olives Kalamata
- ¼ cup shredded Parmesan
- ¼ cup crumbled feta
- Persil frais haché, pour la garniture (facultatif)

Directions :
1. Préchauffez la friteuse à 380°F. Badigeonner chaque pita d'une cuillère à soupe d'huile d'olive, puis saupoudrer l'ail haché et le sel sur le dessus.
2. Répartissez uniformément les coeurs d'artichauts, les olives et les fromages entre les deux pitas, et placez-les dans la friteuse pour les cuire pendant 10 minutes. Retirez les pitas et coupez-les en 4 morceaux chacun avant de servir. Saupoudrer de persil sur le dessus, si désiré.

Nutrition 243 Calories 15g Lipides 10g Glucides 7g Protéines

41. <u>Riz aux vermicelles</u>

Temps de préparation : 5 minutes
Temps de cuisson : 45 minutes
Portions : 6
Ingrédients :
- 2 tasses de riz à grain court

- 3 ½ t pour l'eau, plus plus pour le rin rin rin rin et l'eau de tre tre tre du riz
- ¼ tasse d'huile d'olive
- 1 cup broken vermicelli pasta
- Sel

Directions :
1. Faites tremper le riz sous l'eau froide jusqu'à ce que l'eau soit claire. Placez le riz dans un bol, couvrez-le d'eau et laissez-le

tremper pendant 10 minutes. Filtrer et mettre de côté. Faites chauffer l'huile d'olive dans une casserole moyenne à feu moyen.
2. Incorporer les vermicelles et faire cuire pendant 3 minutes.
3. Mettez le riz et faites cuire pendant 1 minute, en remuant, pour que le riz soit bien enrobé dans l'huile. Incorporez l'eau et une pincée de sel et portez le liquide à ébullition. Ajustez le feu et laissez mijoter pendant 20 minutes. Retirez du feu et laissez reposer pendant 10 minutes. Défaire à la fourchette et servir.

Nutrition 346 calories 9g de graisses totales 60g de glucides 2g de protéines

42. Fèves avec riz basmati

Temps de préparation : 10 minutes
Temps de cuisson : 35 minutes
Portions : 4
Ingrédients :
- ¼ tasse d'huile d'olive
- 4 cups fresh fava beans, shelled
- 4½ cups water, plus more for drizzling
- 2 tasses de riz basmati
- 1/8 cuillère à café de sel
- 1/8 cuillère à café de poivre noir fraîchement moulu
- 2 tablespoons pine nuts, toasted
- ½ cup chopped fresh garlic chives, or fresh onion chives

Directions :
1. Remplir la casserole d'huile d'olive et la faire cuire à feu moyen. Ajoutez les fèves et arrosez-les d'un peu d'eau pour éviter qu'elles ne brûlent ou ne collent. Laissez cuire pendant 10 minutes.
2. Incorporez délicatement le riz. Ajoutez l'eau, le sel et le poivre. Mettez le feu et faites bouillir le mélange. Ajustez le feu et laissez mijoter pendant 15 minutes.
3. Retirez du feu et laissez reposer pendant 10 minutes avant de servir. Déposer sur un plat de service et parsemer de pignons de pin grillés et de ciboulette.

Nutrition 587 calories 17g de graisses totales 97g de glucides 2g de protéines

43. Fèves au beurre

Temps de préparation : 30 minutes
Temps de cuisson : 15 minutes
Portions : 4
Ingrédients :
- ï ï ï tasse de bou bou bou bou de légumes
- 4 pounds fava beans, shelled
- ¼ cup fresh tarragon, divided
- 1 cuillère à café de thym frais haché
- ¼ cuillère à café de poivre noir fraîchement moulu
- 1/8 cuillère à café de sel
- 2 cuillères à soupe de beurre
- 1 gousse d'ail, émincée
- 2 cuillères à soupe de persil frais haché

Directions :
1. Faites bouillir le bouillon de légumes dans une casserole peu profonde à feu moyen. Ajouter les fèves, 2 cuillères à soupe d'estragon, le thym, le poivre et le sel. Faites cuire jusqu'à ce que le bouillon soit presque absorbé et que les fèves soient tendres.
2. Incorporer le beurre, l'ail et les 2 cuillères à soupe restantes d'estragon. Faites cuire pendant 2 à 3 minutes. Saupoudrer de persil et servir chaud.

Nutrition 458 calories 9g de lipides 81g de glucides 37g de protéines

44. Freekeh

Temps de préparation : 10 minutes
Temps de cuisson : 40 minutes
Portions : 4
Ingrédients :
- 4 cuillères à soupe de ghee
- 1 oignon, haché
- 3½ tasses de bouillon de légumes
- 1 cuillère à café de piment de la Jamaïque moulu
- 2 tasses de freekeh
- 2 tablespoons pine nuts, toasted

Directions :
1. Faites fondre le ghee dans une casserole à fond épais à feu moyen. Incorporer l'oignon et faire cuire pendant environ 5 minutes, en remuant constamment, jusqu'à ce que l'oignon soit doré.
2. Verser le bouillon de légumes, ajouter le piment de la Jamaïque et porter à ébullition. Incorporer le freekeh et ramener le mélange à ébullition. Ajustez le feu et laissez mijoter pendant 30 minutes, en remuant de temps en temps. Versez le freekeh dans un plat de service et garnissez-le de pignons de pin grillés.

Nutrition 459 calories 18g de graisses 64g de glucides 10g de protéines

45. Boulettes de riz frites à la sauce tomate

Temps de préparation : 15 minutes
Temps de cuisson : 20 minutes
Portions : 8

Ingrédients :
- 1 tasse de chapelure
- 2 tasses de risotto cuit
- 2 grands œufs div div div div div div div
- ¼ tasse de parmesan fraîchement râpé
- 8 boules de mozzarella fraîche ou 1 bûche de mozzarella fraîche (4 pouces), coupée en 8 morceaux
- 2 cuillères à soupe d'eau
- 1 tasse d'huile de maïs
- 1 tasse de sauce tomate basilic de base, ou du commerce

Directions :
1. Placez les miettes de pain dans un petit bol et mettez-les de côté. Incorporer le risotto, 1 œuf et le parmesan jusqu'à ce qu'ils soient bien mélangés. Divisez le mélange de risotto en 8 morceaux. Placez-les sur un plan de travail propre et aplatissez chaque morceau.
2. Placez 1 boule de mozzarella sur chaque disque de riz aplati. Enroulez le riz autour de la mozzarella pour former une boule. Répétez l'opération jusqu'à ce que vous ayez terminé toutes les boules. Dans le même bol moyen, maintenant vide, badigeonnez l'œuf restant et l'eau. Trempez chaque boule de

risotto préparée dans le lavage à l'œuf et roulez-la dans la chapelure. Mettez de côté.
3. Faites cuire l'huile de maïs dans une poêle à feu vif. Abaissez doucement les boules de risotto dans l'huile chaude et faites-les frire pendant 5 à 8 minutes. Remuez-les, si nécessaire. À l'aide d'une cuillère à trous, placez les boules frites sur du papier absorbant pour les égoutter.
4. Faites chauffer la sauce tomate dans une casserole moyenne à feu moyen pendant 5 minutes, remuez puis servez la sauce chaude avec les boulettes de riz.

Nutrition 255 calories 15g de graisses 16g de glucides 2g de protéines

46. Riz à l'espagnole

Temps de préparation : 10 minutes
Temps de cuisson : 35 minutes
Portions : 4

Ingrédients :
- ¼ tasse d'huile d'olive
- 1 petit oignon, finement haché
- 1 red bell pepper, seeded and diced
- 1½ tasse de riz blanc
- 1 cuillère à café de paprika doux
- ½ cuillère à café de cumin moulu
- ½ cuiller à café de coriandre moulue
- 1 gousse d'ail, émincée
- 3 cuillères à soupe de pâte de tomate
- 3 tasses de bouillon de légumes
- 1/8 cuillère à café de sel

Directions :
1. Faites chauffer l'huile d'olive dans une grande poêle à fond épais à feu moyen. Incorporer l'oignon et le poivron rouge. Faire cuire pendant 5 minutes ou jusqu'à ce qu'ils soient ramollis. Ajouter le riz, le paprika, le cumin et la coriandre et faire cuire pendant 2 minutes, en remuant souvent.
2. Ajouter l'ail, la pâte de tomate, le bouillon de légumes et le sel. Remuez bien le tout et assaisonnez, si nécessaire. Portez le

mélange à ébullition. Baissez le feu et laissez mijoter pendant 20 minutes.
3. Mettez de côté pendant 5 minutes avant de servir.

Nutrition 414 calories 14g de lipides 63g de glucides 2g de protéines

47. <u>Courgettes avec du riz et du tzatziki</u>

Temps de préparation : 20 minutes
Temps de cuisson : 35 minutes
Portions : 4

Ingrédients :
- ¼ tasse d'huile d'olive
- 1 oignon, haché
- 3 zucchinis, en dés
- 1 tasse de bou bou bouillon de légumes
- ½ tasse d'an d'an d'an du frais ha ha ha ha
- Sel
- Poivre noir fraîchement moulu
- 1 cup short-grain rice
- 2 cuillères à soupe de p p p p p
- 1 tasse de sauce tzatziki, de yogourt nature ou de produits du commerce

Directions :
1. Faire chauffer l'huile dans une marmite à fond épais à feu moyen. Incorporer l'oignon, baisser le feu à moyen-doux et faire sauter pendant 5 minutes. Incorporer les courgettes et faire cuire pendant 2 minutes supplémentaires.
2. Ajoutez le bouillon de légumes et l'aneth et assaisonnez de sel et de poivre. Augmentez le feu à moyen et portez le mélange à ébullition.
3. Incorporer le riz et remettre le mélange à ébullition. Réglez le feu à très bas, couvrez la casserole et laissez cuire pendant 15 minutes. Retirez du feu et mettez de côté, pendant 10 minutes. Répartir le riz dans un plat de service, saupoudrer de pignons de pin et servir avec de la sauce tzatziki.

Nutrition 414 calories 17g de lipides 57g de glucides 5g de protéines

48. Haricots cannellini avec aïoli au romarin et à l'ail

Temps de préparation : 10 minutes
Temps de cuisson : 10 minutes
Portions : 4
Ingrédients :
- 4 tasses de haricots cannellini cuits
- 4 tasses d'eau
- ½ cuillère à café de sel
- 3 cuillères à soupe d'huile d'olive
- 2 cuillères à soupe de romarin frais haché
- ½ tasse d'aïoli à l'ail
- ¼ cuillère à café de poivre noir fraîchement moulu

Directions :
1. Mélanger les haricots cannellini, l'eau et le sel dans une casserole moyenne à feu moyen. Portez à ébullition. Faire cuire pendant 5 minutes. Égoutter. Faire chauffer l'huile d'olive dans une poêle à feu moyen.
2. Ajouter les haricots. Incorporer le romarin et l'aïoli. Ajuster le feu à moyen-doux et faire cuire, en remuant, juste pour réchauffer. Assaisonner de poivre et servir.

Nutrition 545 calories 36g de graisses 42g de glucides 14g de protéines

49. Riz perlé

Temps de préparation : 15 minutes
Temps de cuisson : 30 minutes
Portions : 6
Ingrédients :
- ½ cup olive oil, divided
- 1 oignon, finement haché
- 1 gousse d'ail, émincée
- ½ teaspoon chopped peeled fresh ginger
- 4½ tasses d'eau
- 1 teaspoon salt, divided, plus more as needed
- 1 cu cuillère à café de cur cur cur cur cur cur cur cur cur
- 2 tasses de riz basmati

- 1 tasse de petits pois frais
- 2 carottes, pelées et coupées en dés de ½ po.
- ½ cup dried cranberries
- Zeste râpé d'une orange
- 1/8 de cuillère à café de poivre de Cayenne
- ¼ cup slivered almonds, toasted

Directions :
1. Faites chauffer ¼ de tasse d'huile d'olive dans une grande poêle. Placez l'oignon et faites-le cuire pendant 4 minutes. Faites revenir l'ail et le gingembre.
2. Versez l'eau, ¾ de cuillère à café de sel, et le curcuma. Faites bouillir le mélange. Mettez le riz et remettez le mélange à ébullition. Goûtez le bouillon et assaisonnez avec plus de sel, si nécessaire. Sélectionnez le feu à faible intensité, et laissez cuire pendant 15 minutes. Éteignez le feu. Laissez le riz reposer sur le brûleur, couvert, pendant 10 minutes. Dans une sauteuse moyenne, à feu moyen-doux, faites cuire le ¼ de tasse d'huile d'olive restant. Incorporez les petits pois et les carottes. Faites cuire pendant 5 minutes.
3. Incorporez les canneberges et le zeste d'orange. Saupoudrer le reste du sel et le poivre de Cayenne. Faites cuire pendant 1 à 2 minutes. Verser le riz dans un plat de service. Garnir de petits pois et de carottes et saupoudrer d'amandes grillées.

Nutrition 470 calories 29g de graisses 63g de glucides 4g de protéines

50. Risotto aux asperges

Temps de préparation : 15 minutes
Temps de cuisson : 30 minutes
Portions : 4

Ingrédients :
- 5 cups vegetable broth, divided
- 3 tablespoons unsalted butter, divided
- 1 cuillère à soupe d'huile d'olive
- 1 petit oignon, haché
- 1½ tasse de riz Arborio

- 1 livre d'asperges fraîches, extrémités parées, coupées en morceaux de 1 pouce, pointes séparées
- ¼ tasse de fromage parmesan fraîchement râpé

Directions :
1. Faites bouillir le bouillon de légumes à feu moyen. Réglez le feu à doux et laissez mijoter. Mélangez 2 cuillères à soupe de beurre avec l'huile d'olive. Incorporez l'oignon et faites-le cuire pendant 2 à 3 minutes.
2. Mettez le riz et remuez avec une cuillère en bois pendant 1 minute jusqu'à ce que les grains soient bien recouverts de beurre et d'huile.
3. Incorporer ½ tasse de bouillon chaud. Faites cuire et continuez à remuer jusqu'à ce que le bouillon soit complètement absorbé. Ajouter les tiges d'asperges et une autre ½ tasse de bouillon. Faites cuire et remuez de temps en temps Continuez à ajouter le bouillon, ½ tasse à la fois, et faites cuire jusqu'à ce qu'il soit complètement absorbé en ajoutant la ½ tasse suivante. Remuez fréquemment pour éviter que le riz ne colle. Le riz doit être cuit mais encore ferme.
4. Ajouter les pointes d'asperges, la cuillère à soupe de beurre restante et le parmesan. Remuez vigoureusement pour combiner le tout. Retirer du feu, garnir de parmesan supplémentaire, si désiré, et servir immédiatement.

Nutrition 434 calories 14g de lipides 67g de glucides 6g de protéines

51. Paella aux légumes

Temps de préparation : 25 minutes
Temps de cuisson : 45 minutes
Portions : 6

Ingrédients :
- ¼ tasse d'huile d'olive
- 1 gros oignon doux
- 1 gros poivron rouge
- 1 gros poivron vert
- 3 g g gousses d'ail, finement é é é é é é é é é é é é é é
- 1 cuillère à café de paprika fumé
- 5 fils de safran

- 1 zucchini, coupé en cubes de ½ pouce
- 4 large ripe tomatoes, peeled, seeded, and chopped
- 1½ cups short-grain Spanish rice
- 3 tasses de bou bou bouillon de légumes réchauffé

Directions :
1. Préchauffer le four à 350°F. Faire chauffer l'huile d'olive à feu moyen. Incorporer l'oignon et les poivrons rouges et verts et faire cuire pendant 10 minutes.
2. Incorporer l'ail, le paprika, les fils de safran, les courgettes et les tomates. Réglez le feu à moyen-doux et laissez cuire pendant 10 minutes.
3. Incorporer le riz et le bouillon de légumes. Augmentez le feu pour faire bouillir la paella. Mettez le feu à moyen-doux et laissez cuire pendant 15 minutes. Couvrez la casserole de papier d'aluminium puis placez-la dans le four.
4. Faites cuire au four pendant 10 minutes.

Nutrition 288 calories 10g de graisses 46g de glucides 3g de protéines

52. Casserole d'aubergines et de riz

Temps de préparation : 30 minutes
Temps de cuisson : 35 minutes
Portions : 4

Ingrédients :
Pour la sauce
- ½ tasse d'huile d'olive
- 1 petit oignon, haché
- 4 g g g g d'ail en pur pur pur pur pur 4 g g g g g d'ail en pur pur pur
- 6 ripe tomatoes, peeled and chopped
- 2 cuillères à soupe de pâte de tomate
- 1 cuillère à café d'origan séché
- ¼ cuillère à café de noix de muscade moulue
- ¼ cuillère à café de cumin moulu

Pour la casserole
- 4 (6-inch) Japanese eggplants, halved lengthwise
- 2 cuillères à soupe d'huile d'olive
- 1 tasse de riz cuit

- 2 tablespoons pine nuts, toasted
- 1 tasse d'eau

Directions :

Pour préparer la sauce
1. Dans une casserole à fond épais, faites chauffer l'huile d'olive à feu moyen. Placez l'oignon et faites-le cuire pendant 5 minutes. Mélanger l'ail, les tomates, le concentré de tomate, l'origan, la noix de muscade et le cumin. Faire bouillir puis baisser le feu à doux, et laisser mijoter pendant 10 minutes. Retirer et mettre de côté.
2. Pour préparer la casserole
3. Préchauffer le gril. Pendant que la sauce mijote, frotter les aubergines avec l'huile d'olive et les placer sur une plaque à pâtisserie. Faire griller pendant environ 5 minutes jusqu'à ce qu'elles soient dorées. Retirer et laisser refroidir. Tourner le four à 375°F. Étendre les aubergines refroidies, côté coupé vers le haut, dans un plat de cuisson de 9 par 13 pouces. Retirer un peu de chair à la cuillère pour faire de la place à la farce.
4. Mélanger la moitié de la sauce tomate, le riz cuit et les pignons de pin. Farcir chaque moitié d'aubergine avec le mélange de riz. Dans le même bol, mélanger le reste de la sauce tomate et l'eau. Verser sur les aubergines. Faire cuire au four, à couvert, pendant 20 minutes jusqu'à ce que l'aubergine soit tendre.

Nutrition 453 calories 39g de lipides 29g de glucides 7g de protéines

53. Couscous aux nombreux légumes

Temps de préparation : 15 minutes
Temps de cuisson : 45 minutes
Portions : 8

Ingrédients :
- ¼ tasse d'huile d'olive
- 1 oignon, haché
- 4 gousses d'ail é é é é é é é é
- 2 jalapeño peppers, pierced with a fork in several places
- ½ cuillère à café de cumin moulu
- ½ cuiller à café de coriandre moulue
- 1 boîte de tomates concassées (28 oz)

- 2 cuillères à soupe de pâte de tomate
- 1/8 cuillère à café de sel
- 2 feuilles de laurier
- 11 t t l eau, div div div div
- 4 carottes
- 2 zucchinis, coupés en morceaux de 2.2 cm
- 1 courge gland en moitié, épépiné et coupé en tranches d'un pouce d'épaisseur
- 1 boîte de pois chiches (15 oz), égouttés et rincés
- ¼ de tasse de citrons confits hachés (facultatif)
- 3 tasses de couscous

Directions :
1. Faites chauffer l'huile d'olive dans une marmite à fond épais. Placez l'oignon et faites-le cuire pendant 4 minutes. Mélanger l'ail, les jalapeños, le cumin et la coriandre. Faire cuire pendant 1 minute. Mélanger les tomates, la pâte de tomate, le sel, les feuilles de laurier et 8 tasses d'eau. Portez le mélange à ébullition.
2. Mélanger les carottes, les courgettes et la courge poivrée et porter à ébullition. Baisser légèrement le feu, couvrir et laisser cuire pendant environ 20 minutes. Remplir 2 tasses du liquide de cuisson et mettre de côté. Assaisonner selon les besoins.
3. Mélanger les pois chiches et les citrons confits (si vous en utilisez). Laissez cuire pendant quelques minutes, puis éteignez le feu.
4. Dans une casserole moyenne, faire bouillir les 3 tasses d'eau restantes à feu vif. Incorporer le couscous, couvrir et éteindre le feu. Laissez le couscous reposer pendant 10 minutes. Remplissez-le avec 1 tasse du liquide de cuisson réservé. À l'aide d'une fourchette, aérer le couscous.
5. Déposez-la sur un grand plateau. Arrosez-le avec le reste du liquide de cuisson. Retirer les légumes de la marmite et les répartir sur le dessus. Servez.

Nutrition 455 calories 9g de lipides 75g de glucides 9g de protéines

54. **Kushari**

Temps de préparation : 25 minutes

Temps de cuisson : 1 heure et 20 minutes
Portions : 8

Ingrédients :

Pour la sauce
- 2 cuillères à soupe d'huile d'olive
- 2 gousses d'ail, émincées
- 1 boîte de sauce tomate (16 oz)
- ¼ cup white vinegar
- ¼ cup Harissa, or store-bought
- 1/8 cuillère à café de sel

Pour le riz
- 1 tasse d'huile d'olive
- 2 oignons é émincés
- 2 tasses de lenti lentilles brunes séchées
- 4 quarts plus ½ cup water, divided
- 2 tasses de riz à grain court
- 1 cuillère à café de sel
- 1-pound short elbow pasta
- 1 boîte de pois chiches (15 oz), égouttés et rincés

Directions :

Pour faire la sauce
1. Dans une casserole, faites cuire l'huile d'olive. Faire sauter l'ail. Incorporer la sauce tomate, le vinaigre, la harissa et le sel. Portez la sauce à ébullition. Baisser le feu à doux et laisser cuire pendant 20 minutes ou jusqu'à ce que la sauce ait épaissi. Retirer et mettre de côté.
2. Pour préparer le riz
3. Préparez l'assiette avec des serviettes en papier et mettez-la de côté. Dans une grande poêle à feu moyen, faites chauffer l'huile d'olive. Faites sauter les oignons, en remuant souvent, jusqu'à ce qu'ils soient croustillants et dorés. Transférez les oignons dans l'assiette préparée et mettez-les de côté. Réservez 2 cuillères à soupe de l'huile de cuisson. Réservez la poêle.
4. À feu vif, combinez les lentilles et 4 tasses d'eau dans une casserole. Laissez bouillir et cuire pendant 20 minutes. Filtrer et mélanger avec les 2 cuillères à soupe d'huile de cuisson réservées. Mettez de côté. Réservez la marmite.

5. Placez la poêle que vous avez utilisée pour faire frire les oignons sur un feu moyen-élevé et ajoutez le riz, 4½ tasses d'eau, et saupoudrez de sel. Portez à ébullition. Réglez le feu à faible intensité et laissez cuire pendant 20 minutes. Éteignez et mettez de côté pendant 10 minutes. Portez les 8 tasses d'eau restantes, salées, à ébullition à feu vif dans la même casserole que celle utilisée pour la cuisson des lentilles. Ajoutez les pâtes et faites-les cuire pendant 6 minutes. Égoutter et mettre de côté.
6. Pour assembler
7. Déposez le riz sur un plat de service. Recouvrez-le de lentilles, de pois chiches et de pâtes. Arrosez de sauce tomate chaude et parsemez d'oignons frits croustillants.

Nutrition 668 calories 13g de lipides 113g de glucides 18g de protéines

DINER

55. Poitrine de poulet grillée à l'ail et aux herbes

Temps de préparation : 7 minutes.
Temps de cuisson : 20 minutes.
Portions : 4

Ingrédients :
- 1 ¼ lb de poitrines de poulet, sans peau et désossées.
- 2 cuillères à café d'huile d'olive.
- 1 c. à soupe de mélange d'assaisonnement ail et fines herbes.
- Le sel.
- Poivre.

Directions :
1. Éponger les poitrines de poulet, les enduire d'huile d'olive et les assaisonner de sel et de poivre des deux côtés.
2. Assaisonnez le poulet avec l'assaisonnement ail et fines herbes ou tout autre assaisonnement de votre choix.
3. Allumez le gril et huilez la grille.
4. Placez le poulet sur la grille chaude et laissez-le griller jusqu'à ce que les côtés deviennent blancs.
5. Retournez-les et laissez-les cuire à nouveau.
6. Lorsque la température interne est d'environ 160° F, il est très probablement cuit.
7. Mettre de côté pendant 15 minutes. Coupez en morceaux.

Nutrition : Calories : 187 g. Lipides : 6 g. Protéines : 32 g. Glucides : 5 g.

56. Crevette Cajun

Temps de préparation : 10 minutes.
Temps de cuisson : 5 minutes.
Portions : 2

Ingrédients :
- 16 crevettes tigrées.
- 2 cuillères à soupe de fécule de maïs.
- 1 cuillère à café de poivre de Cayenne.

- 1 cuillère à café d'assaisonnement Old Bay.
- 1 cuillère à café d'huile d'olive.
- Le sel.
- Poivre.

Directions :
1. Rincer les crevettes. Sécher en tapotant.
2. Dans un bol, mélanger la fécule de maïs, le poivre de Cayenne, l'assaisonnement Old Bay, le sel et le poivre. Remuer.
3. Dans un bol, ajouter les crevettes. Verser un filet d'huile d'olive sur les crevettes pour les enrober légèrement.
4. Tremper les crevettes dans l'assaisonnement, secouer l'excédent.
5. Préchauffer la friteuse à 375° F. Vaporiser légèrement le panier de cuisson avec un aérosol de cuisson antiadhésif pour céto.
6. Transférer dans la friteuse. Faites cuire pendant 5 minutes ; secouez après 2 minutes, jusqu'à ce que ce soit bien cuit.
7. Servez dans un plat.

Nutrition : Calories : 127 g. Lipides : 10 g. Glucides : 3 g. Protéines : 7 g.

57. <u>Mahi-Mahi en croûte de sésame</u>

Temps de préparation : 5 minutes.
Temps de cuisson : 13 minutes.
Portions : 4

Ingrédients :
- 2 cuillères à soupe de moutarde de Dijon.
- 1 cuillère à soupe de crème aigre, allégée en matières grasses.
- ½ tasse de graines de sésame.
- 2 cuillères à soupe d'huile d'olive.
- 1 citron, coupé en quartiers.
- 4 (4 oz. chacun) filets de mahi-mahi ou de sole.

Directions :
1. Rincer les filets et les éponger. Dans un bol, mélanger la crème sure et la moutarde. Étendre ce mélange sur tous les côtés du poisson. Rouler dans les graines de sésame pour les enrober.
2. Chauffer l'huile d'olive dans une grande poêle à feu moyen. Poêler le poisson, en le retournant une fois, pendant 5 à 8

minutes ou jusqu'à ce que le poisson se défasse à la fourchette et que les graines de sésame soient grillées. Servir immédiatement avec des quartiers de citron.

Nutrition : Calories : 282 g. Lipides : 17 g. Protéines : 18 g. Glucides : 5 g.

58. Poulet de campagne

Temps de préparation : 10 minutes.
Temps de cuisson : 15 minutes.
Portions : 2

Ingrédients :
- ¾ lb. de filets de poulet frais, désossés et sans peau.
- ½ tasse de farine d'amande.
- ½ tasse de farine d'amande.
- 1 cuillère à café de romarin séché.
- Le sel.
- Poivre.
- 2 œufs, battus.

Directions :
1. Rincer les filets de poulet, les éponger.
2. Dans un bol moyen, versez la farine d'amande.
3. Dans un bol moyen, battez les œufs.
4. Dans un autre bol, verser la farine d'amandes. Assaisonnez avec le romarin, le sel et le poivre.
5. Prenez les morceaux de poulet et faites-les griller dans la farine, puis dans l'œuf, puis dans la farine d'amande. Déposer sur un plateau.
6. Placez le plateau dans le congélateur pendant 5 minutes.
7. Préchauffer la friteuse à 350° F. Vaporiser légèrement le panier de cuisson avec un aérosol de cuisson antiadhésif.
8. Faites cuire les filets pendant 10 minutes. Une fois la minuterie écoulée, réglez la température à 390° F, et faites cuire pendant 5 minutes de plus jusqu'à ce que les filets soient dorés.
9. Servir dans un plat. Accompagner de la sauce à tremper de votre choix.

Nutrition : Calories : 480 g. Lipides : 36 g. Glucides : 13 g. Protéines : 26 g.

59. Tacos de Mahi-Mahi avec avocat et chou frais

Temps de préparation : 5 minutes.
Temps de cuisson : 15 minutes.
Portions : 4
Ingrédients :
- 1 lb. de mahi-mahi.
- Le sel.
- Poivre.
- 1 cuillère à café d'huile d'olive.
- 1 avocat.
- 4 tortillas de maïs.
- 2 tasses de chou, râpé.
- 2 citrons verts coupés en quatre.

Directions :
1. Assaisonnez le poisson avec du sel et du poivre.
2. Mettez une poêle à feu moyen-vif. Ajouter l'huile et faire chauffer. Une fois que l'huile est chaude, faire sauter le poisson pendant environ 3-4 minutes de chaque côté. Couper le poisson en tranches ou en flocons de 1 oz.
3. Coupez l'avocat en deux. Retirez les graines et, à l'aide d'une cuillère, retirez la chair de la peau. Couper les moitiés d'avocat en tranches de ½ épaisseur.
4. Dans une petite poêle, faire chauffer les tortillas de maïs ; les faire cuire pendant environ 1 minute de chaque côté.
5. Déposer un quart de Mahi-mahi sur chaque tortilla, recouvrir d'avocat et de chou. Servir avec des quartiers de citron vert.

Nutrition : Calories : 251 g. Lipides : 9 g. Protéines : 25 g. Glucides : 21 g.

60. Soupe au brocoli

Temps de préparation : 5 minutes.
Temps de cuisson : 30 minutes.
Portions : 6
Ingrédients :
- 2 lb de brocoli, haché.
- Sel au goût.

- 5 tasses de bouillon de légumes.
- ¼ de tasse de cheddar râpé.
- 1 cuillère à soupe d'huile d'olive.
- ¼ de tasse de jus de citron.
- 2 gousses d'ail, émincées.
- 1 oignon blanc, haché.
- Poivre au goût.

Directions :
1. Faites chauffer l'huile d'olive dans une poêle à feu moyen.
2. Faites frire l'oignon pendant 1 minute, puis ajoutez l'ail. Faites frire jusqu'à ce que l'ail prenne une couleur dorée.
3. Incorporer le brocoli et remuer pendant 3 minutes.
4. Versez le bouillon de légumes.
5. Ajoutez le sel, le poivre et mélangez bien.
6. Faites cuire pendant 20 minutes ou jusqu'à ce que votre brocoli soit parfaitement cuit.
7. Retirez du feu et laissez refroidir un peu.
8. Passez au mixeur et mixez jusqu'à ce que votre soupe soit parfaitement lisse.
9. Transférez à nouveau la soupe dans la marmite et faites-la chauffer à feu moyen.
10. Ajouter le jus de citron, le cheddar et vérifier si l'assaisonnement doit être renforcé.
11. Servir chaud avec plus de fromage sur le dessus.

Nutrition : Calories : 97 g. Lipides : 3,6 g. Glucides : 13,4 g. Protéines : 5 g.

61. Ragoût de bœuf et de chou

Temps de préparation : 30 minutes.
Temps de cuisson : 2 heures.
Portions : 8

Ingrédients :
- 2 livres de viande de bœuf à ragoût.
- 1 cube de bouillon de bœuf.
- 8 oz. de sauce tomate.
- ¼ de tasse de céleri haché.
- 2 feuilles de laurier.

- 8 oz. de tomates prunes, hachées.
- 1 cuillère à soupe de bouillon de poulet chaud.
- Sel et poivre au goût.
- 1 chou.
- 1 cuillère à café d'assaisonnement grec.
- 4 oignons, hachés.

Directions :
1. Coupez la tige du chou. Séparez soigneusement les feuilles. Lavez-les bien et rincez-les. Mettez-le de côté pour l'instant.
2. Faites frire le bœuf dans une grande poêle à feu moyen-doux pendant environ 8-10 minutes ou jusqu'à ce que vous obteniez une couleur brune.
3. Verser le bouillon de poulet dans la casserole.
4. Ajoutez le bouillon de bœuf, et mélangez bien.
5. Ajoutez le poivre noir, le sel et mélangez à nouveau.
6. Ajoutez le couvercle et faites cuire à feu moyen-doux pendant environ 1 heure.
7. Retirez du feu et transférez le mélange dans un bol.
8. Étalez les feuilles de chou sur une surface plane.
9. Remplissez le milieu avec le mélange de bœuf. Utilisez une portion généreuse de garniture, cela donnera un meilleur goût à votre ragoût.
10. Enveloppez les feuilles de chou en les serrant bien. Utilisez un fil de cuisine pour le nouer. Terminez avec les feuilles restantes et la garniture.
11. Dans une casserole, faites chauffer l'huile et faites revenir l'oignon pendant 1 minute.
12. Ajouter le reste du bouillon de poulet.
13. Ajoutez le céleri et la sauce tomate et faites cuire pendant 10 minutes supplémentaires.
14. Ajoutez les assaisonnements grecs, et mélangez bien. Portez à ébullition, puis ajoutez délicatement le chou enveloppé.
15. Couvrez et laissez cuire pendant 10 minutes supplémentaires.
16. Servez chaud.

Nutrition : Calories : 372 g. Graisses : 22,7 g. Glucides : 9 g. Protéines : 31,8 g.

62. Tilapia entier frit

Temps de préparation : 10 minutes.
Temps de cuisson : 25 minutes.
Portions : 2

Ingrédients :
- 10 oz. de tilapia.
- 2 cuillères à soupe d'huile.
- 5 gousses d'ail, émincées.
- 4 gros oignons, hachés.
- 2 cuillères à soupe de poudre de chili rouge.
- 1 cuillère à café de poudre de curcuma.
- 1 cuillère à café de poudre de cumin.
- 1 cuillère à café de poudre de coriandre.
- Sel au goût.
- Poivre noir au goût.
- 2 cuillères à soupe de sauce soja.
- 2 cuillères à soupe de sauce de poisson.

Directions :
1. Prenez le poisson tilapia et nettoyez-le bien sans enlever la peau. Vous devez le faire frire entier, donc vous devez faire attention à nettoyer l'intérieur des viscères.
2. Faites quelques incisions sur la peau pour que l'assaisonnement pénètre bien à l'intérieur.
3. Mariner le poisson avec la sauce de poisson, la sauce soja, le piment rouge en poudre, le cumin en poudre, le curcuma en poudre, la coriandre en poudre, le sel et le poivre.
4. Enrobez également la moitié des oignons dans le même mélange.
5. Laissez-les mariner pendant 1 heure.
6. Dans une poêle, faites chauffer l'huile. Faites frire le poisson pendant 8 minutes de chaque côté.
7. Transférer le poisson dans un plat de service.
8. Faites frire les oignons marinés jusqu'à ce qu'ils deviennent croustillants.
9. Ajoutez le reste des oignons crus sur le dessus et servez chaud.

Nutrition : Calories : 368 g. Graisses : 30,1 g. Glucides : 9,2 g. Protéines : 16,6 g.

63. Curry de poulet africain

Temps de préparation : 10 minutes.
Temps de cuisson : 30 minutes.
Portions : 4

Ingrédients :
- 1lb. de poulet entier.
- ½ oignon.
- ½ tasse de lait de coco.
- ½ feuille de laurier.
- 1 ½ cuillère à café d'huile d'olive.
- ½ tasse de tomates pelées.
- 1 cuillère à café de poudre de curry.
- cuillère à café de sel.
- ½ citron, avec son jus.
- 1 gousse d'ail.

Directions :
1. Gardez la peau du poulet.
2. Coupez votre poulet en 8 morceaux. La taille des morceaux doit être ni trop petite ni trop grande.
3. Jeter la peau de l'oignon et de l'ail, émincer l'ail et couper l'oignon en dés.
4. Coupez les quartiers de tomates.
5. Dans une casserole, ajoutez l'huile d'olive et faites chauffer à feu moyen.
6. Ajoutez l'ail et faites-le frire jusqu'à ce qu'il devienne brun.
7. Ajoutez l'oignon en dés et faites-le caraméliser.
8. Ajoutez la feuille de laurier et les morceaux de poulet.
9. Faites frire les morceaux de poulet jusqu'à ce qu'ils soient dorés.
10. Ajoutez la poudre de curry, le lait de coco et le sel.
11. Couvrez et faites cuire pendant 10 minutes à feu vif.
12. Baissez le feu à moyen-doux et ajoutez le jus de citron.
13. Ajoutez les quartiers de tomates et le lait de coco.
14. Faites cuire pendant encore 10 minutes.
15. Servir chaud avec du riz ou une tortilla.

Nutrition : Calories : 354 g. Lipides : 10 g. Protéines : 18 g. Glucides : 17 g.

64. Foie de poulet à l'ail

Temps de préparation : 10 minutes.
Temps de cuisson : 30 minutes.
Portions : 2

Ingrédients :
- ½ lb de foie de poulet.
- 2 cuillères à café de jus de citron vert.
- 6 gousses d'ail, émincées.
- ½ cuillère à café de sel.
- 1 cuillère à soupe de pâte gingembre-ail.
- 1 tasse d'oignon en dés.
- 1 cuillère à soupe de poudre de chili rouge.
- 1 cuillère à café de cumin.
- 1 cuillère à café de poudre de coriandre.
- Poivre noir au goût.
- 1 cardamome.
- 2 tomates.
- 1 bâton de cannelle.
- 1 feuille de laurier.
- 1 cuillère à soupe d'huile d'olive.

Directions :
1. Dans une grande poêle, faites chauffer votre huile à feu vif.
2. Ajoutez l'ail et faites-le dorer.
3. Ajouter l'oignon et faire frire jusqu'à ce qu'il devienne caramélisé.
4. Mettez le feu à moyen et ajoutez la feuille de laurier, le bâton de cannelle, la cardamome, et remuez pendant 30 secondes.
5. Ajouter la pâte gingembre-ail et 1 cuillère à soupe d'eau. L'ajout d'eau évite de brûler.
6. Ajoutez la poudre de coriandre, le poivre noir, le sel, le cumin et la poudre de piment rouge.
7. Couvrez et laissez cuire pendant 3 minutes à feu doux.
8. Ajoutez les foies et faites-les cuire à feu moyen pendant 15 minutes.
9. Ajoutez les tomates et faites cuire pendant encore 5 minutes.
10. Vérifiez l'assaisonnement, ajoutez du sel si nécessaire.

11. Servir chaud avec la tortilla.

Nutrition : Calories : 174 g. Lipides : 9 g. Protéines : 18 g. Glucides : 2,4 g.

65. Burger sain aux pois chiches

Temps de préparation : 15 minutes.
Temps de cuisson : 10 minutes.
Portions : 2
Ingrédients :
- 1 tasse de pois chiches, bouillis.
- 1 cuillère à soupe de purée de tomates.
- 1 cuillère à café de sauce soja.
- Une pincée de paprika.
- Une pincée de poivre blanc.
- 1 oignon, coupé en dés.
- Sel au goût.
- 2 feuilles de laitue.
- ½ tasse de poivron, coupé en tranches.
- 1 cuillère à café d'huile d'olive.
- 1 avocat, coupé en tranches.
- 1pain à burger pour servir.

Directions :
1. Écraser les pois chiches et les mélanger avec le poivron, le sel, le poivre, le paprika, la sauce soja et la purée de tomates.
2. Utilisez vos mains pour faire des galettes.
3. Faites dorer les galettes dans l'huile.
4. Assemblez les burgers avec de la laitue, de l'oignon, de l'avocat, et dégustez.

Nutrition : Calories : 254 g. Lipides : 12 g. Protéines : 9 g. Glucides : 7,8 g.

66. Barres protéinées au quinoa

Temps de préparation : 15 minutes.
Temps de cuisson : 40 minutes.
Portions : 16
Ingrédients :

- ½ tasse d'amandes, hachées.
- ½ tasse de pépites de chocolat.
- ½ tasse d'huile de noix de coco, fondue.
- ½ tasse de graines de lin, moulues.
- ½ tasse de miel.
- ½ cuillère à café de sel.
- 1cup de quinoa sec.
- 2¼ tasses d'avoine rapide.
- 3 gros blancs d'oeufs.

Directions :
1. Préchauffer le four à 325° F
2. Sur le fond d'une plaque à pâtisserie propre et sèche, répartissez uniformément l'avoine, le quinoa et les amandes.
3. Faites cuire au four pendant environ 15 minutes ou jusqu'à ce que les biscuits soient légèrement dorés. Vous voudrez peut-être remuer les éléments dans la plaque à biscuits toutes les quelques minutes pour vous assurer que rien ne brûle.
4. Retirez les céréales et les noix du four et laissez-les refroidir complètement, mais n'éteignez pas le four.
5. Battez les blancs d'œufs dans un bol et incorporez-y l'huile de coco et le miel.
6. Mélangez les graines de lin, les pépites de chocolat et le sel aux céréales et aux noix refroidies, puis versez ce mélange dans le bol de mélange, en recouvrant complètement le tout.
7. Recouvrez votre plaque à pâtisserie de papier sulfurisé et étalez le mélange uniformément sur la plaque, en le pressant pour former une couche uniforme. Vous pouvez façonner les côtés de la masse, selon qu'elle atteint ou non les bords de votre plaque sans trop s'amincir.
8. Faites cuire pendant 30 minutes, puis retirez du four.
9. Laissez refroidir pendant une heure avant de découper des barres de forme régulière, puis laissez refroidir complètement.
10. Profitez-en !

Nutrition : Calories : 269 g. Glucides : 30 g. Graisses : 15 g. Protéines : 6 g.

67. Agneau méditerranéen

Temps de préparation : 10 minutes.

Temps de cuisson : 35 minutes.
Portions : 4
Ingrédients :
- 2 ½ lb d'épaule d'agneau, coupée en morceaux.
- Feuille de 1 baie.
- 1 tasse de bouillon de légumes.
- 10 oz. de pruneaux, trempés.
- 1 cuillère à café d'ail émincé.
- 2 cuillères à soupe de miel.
- 2 oignons, coupés en tranches.
- 1 cuillère à café de cumin moulu.
- 1 cuillère à café de gingembre moulu.
- 1 cuillère à café de curcuma moulu.
- ¼ cuillère à café de cannelle.
- 2oz. d'amandes effilées.
- Poivre.
- Le sel.

Directions :
1. Ajoutez tous les ingrédients dans le pot intérieur du pot instantané et remuez bien.
2. Fermez la casserole avec le couvercle et faites cuire à haute température pendant 35 minutes.
3. Une fois la cuisson terminée, laissez la pression se relâcher naturellement. Retirez le couvercle.
4. Servez et appréciez.

Nutrition : Calories : 870 g. Lipides : 34 g. Fibres : 4 g. Glucides : 30 g. Protéines : 86 g.

68. Tête de chou-fleur enrobée

Temps de préparation : 10 minutes.
Temps de cuisson : 40 minutes.
Portions : 6
Ingrédients :
- Une tête de chou-fleur de 2 livres.
- 3 cuillères à soupe d'huile d'olive.
- 1 cuillère à soupe de beurre ramolli.

- 1 cuillère à café de coriandre moulue.
- 1 cuillère à café de sel.
- 1 œuf, fouetté.
- 1 cuillère à café de coriandre séchée.
- 1 cuillère à café d'origan séché.
- 1 cuillère à café de pâte de Tahini.

Directions :
1. Couper la tête du chou-fleur si nécessaire.
2. Préchauffer le four à 350° F.
3. Dans le bol, mélangez l'huile d'olive, le beurre ramolli, la coriandre moulue, le sel, l'œuf battu, la coriandre séchée, l'origan séché et la pâte de tahini.
4. Badigeonnez ensuite généreusement la tête de chou-fleur de ce mélange et transférez-la sur le plateau.
5. Faites cuire la tête de chou-fleur pendant 40 minutes.
6. Toutes les 10 minutes, badigeonnez-la avec le reste du mélange d'huile.

Nutrition : Calories : 131 g. Lipides : 10,3 g. Fibres : 4 g. Glucides : 8,4 g. Protéines : 4,1 g.

69. Bouchées de pétales d'artichauts

Temps de préparation : 10 minutes.
Temps de cuisson : 10 minutes.
Portions : 8
Ingrédients :
- 8 oz. de pétales d'artichauts, bouillis, égouttés, sans sel.
- ½ tasse de farine d'amande.
- 4 oz. Parmesan, râpé.
- 2 cuillères à soupe de beurre d'amande, fondu.

Directions :
1. Dans un bol, mélangez la farine d'amande et le parmesan râpé.
2. Préchauffez le four à 355° F.
3. Tremper les pétales d'artichauts dans le beurre d'amande, puis les enrober dans le mélange de farine d'amande.
4. Placez-les dans le plateau.
5. Transférez le plateau dans le four préchauffé et faites cuire les pétales pendant 10 minutes.

6. Refroidissez un peu les bouchées de pétales cuites avant de les servir.

Nutrition : Calories : 140 g. Lipides : 6,4 g. Fibres : 7,6 g. Glucides : 14,6 g. Protéines : 10 g.

70. Longe de bœuf farcie à la sauce collante

Temps de préparation : 15 minutes.
Temps de cuisson : 6 minutes.
Portions : 4

Ingrédients :

- 1 cuillère à soupe d'érythritol.
- 1 cuillère à soupe de jus de citron.
- ½ cuillère à café de sauce tomate.
- ¼ cuillère à café de romarin séché.
- 9 oz. d'échine de bœuf.
- 3oz. de céleri rave, râpé.
- 3oz. de bacon, en tranches.
- 1 cuillère à soupe de noix de Grenoble, hachées.
- ¾ cuillères à café d'ail, en dés.
- 2 cuillères à café de beurre.
- 1 cuillère à soupe d'huile d'olive.
- 1 cuillère à café de sel.
- ½ tasse d'eau.

Directions :

1. Coupez la longe de bœuf en couches et répandez-la avec le romarin séché, le beurre et le sel.
2. Placez ensuite sur la longe de bœuf : du céleri rave râpé, du bacon en tranches, des noix et de l'ail en dés.
3. Roulez la longe de bœuf et badigeonnez-la d'huile d'olive.
4. Fixez la viande à l'aide des cure-dents.
5. Placez-la dans le bac et ajoutez une ½ tasse d'eau.
6. Faites cuire la viande dans le four préchauffé à 365° F pendant 40 minutes.
7. Pendant ce temps, préparez la sauce gluante : mélangez l'érythritol, le jus de citron, 4 cuillères à soupe d'eau et le beurre.
8. Préchauffez le mélange jusqu'à ce qu'il commence à bouillir.
9. Ajoutez ensuite la sauce tomate et fouettez bien le tout.

10. Portez la sauce à ébullition et retirez du feu.
11. Lorsque la longe de bœuf est cuite, retirez-la du four et badigeonnez-la très généreusement de la sauce collante cuite.
12. Couper le rouleau de bœuf en tranches et l'arroser avec le reste de la sauce.

Nutrition : Calories : 248 g. Lipides : 17,5 g. Fibres : 0,5 g. Glucides : 2,2 g. Protéines : 20,7 g.

71. Boeuf aux olives et à la feta

Temps de préparation : 10 minutes.
Temps de cuisson : 6 heures.
Portions : 8

Ingrédients :
- 2 lb de viande de bœuf à ragoût, coupée en morceaux d'un demi-pouce.
- 1 tasse d'olives, dénoyautées et coupées en deux.
- Boîte de tomates de 30 oz. en dés.
- ½ tasse de fromage feta, émietté.
- ¼ cuillère à café de poivre.
- ½ cuillère à café de sel.

Directions :
1. Ajouter tous les ingrédients dans la mijoteuse et bien mélanger.
2. Couvrez et laissez cuire à température élevée pendant 6 heures.
3. Assaisonnez avec du poivre et du sel.
4. Remuez bien et servez.

Nutrition : Calories : 370 g. Lipides : 12 g. Fibres : 1 g. Glucides : 10 g. Protéines : 50 g.

72. Casserole de bœuf à l'italienne

Temps de préparation : 10 minutes.
Temps de cuisson : 1 heure 30 minutes.
Portions : 6

Ingrédients :
- 1lb. de stew beef maigre, coupé en morceaux.
- 3 ctsps. de paprika.
- 4oz. d'olives noires, tranchées.
- Boîte de tomates de 7 oz., hachées.

- 1 cuillère à soupe de purée de tomates.
- ¼ cuillère à café de poudre d'ail.
- 2 cuillères à café d'herbes de Provence.
- 2 tasses de bouillon de bœuf.
- 2 cuillères à soupe d'huile d'olive.

Directions :
1. Préchauffez le four à 350° F.
2. Faire chauffer l'huile dans une poêle à feu moyen.
3. Ajouter la viande dans la poêle et faire cuire jusqu'à ce qu'elle soit brune.
4. Ajouter le bouillon, les olives, les tomates, la purée de tomates, l'ail en poudre, l'herbe de Provence et le paprika. Bien mélanger et porter à ébullition.
5. Transférez le mélange de viande dans le plat à gratin.
6. Couvrir et faire cuire au four préchauffé pendant 1 ½ heure.
7. Servez et appréciez.

Nutrition : Calories : 100 g. Lipides : 7 g. Fibres : 2 g. Glucides : 8 g. Protéines : 6 g.

73. Poulet avec chou frisé et salsa au chili

Temps de préparation : 5 minutes.
Temps de cuisson : 45 minutes.
Portions : 1

Ingrédients :
- 3 oz. de sarrasin.
- 1 cuillère à café de gingembre frais haché.
- Le jus de ½ citron, divisé.
- 3 cuillères à soupe de curcuma moulu.
- 1 oz de chou frisé, haché.
- 1 oz. d'oignon rouge, coupé en tranches.
- 1 oz. de poitrine de poulet désossée et sans peau.
- 1 cuillère à soupe d'huile d'olive extra-vierge.
- 1 tomate.
- 1 poignée de persil.
- 1 chili bird's eye, haché.

Directions :
1. Commencez par la salsa : Retirez l'œil de la tomate et hachez-la finement, en veillant à conserver le plus de liquide possible. Mélangez-la avec le piment, le persil et le jus de citron. Vous pouvez passer le tout au mixeur pour obtenir des résultats différents.
2. Chauffez votre four à 220° F. Faites mariner le poulet avec un peu d'huile, 1 cuillère à café de curcuma et du jus de citron. Laissez-le reposer pendant 5 à 10 minutes.
3. Faites chauffer une poêle à feu moyen jusqu'à ce qu'elle soit chaude, puis ajoutez le poulet mariné et laissez-le cuire pendant une minute des deux côtés (jusqu'à ce qu'il soit doré). Transférez le poulet au four si la poêle ne va pas au four, placez-le dans une plaque de cuisson et faites-le cuire pendant 8 à 10 minutes ou jusqu'à ce qu'il soit bien cuit. Sortez le poulet du four, couvrez-le d'une feuille d'aluminium et laissez-le reposer pendant 5 minutes avant de le servir.
4. Pendant ce temps, dans un cuiseur vapeur, faites cuire le chou frisé à la vapeur pendant environ 5 minutes.
5. Dans un peu d'huile, faites revenir le gingembre et les oignons rouges jusqu'à ce qu'ils soient tendres mais non colorés, puis ajoutez le chou frisé cuit et faites-le revenir pendant une minute.
6. Faites cuire le sarrasin selon les instructions du paquet avec le reste du curcuma. Servez avec les légumes, la salsa et le poulet.

Nutrition : Calories : 134,8 g. Lipides : 30 g. Protéines : 56 g. Glucides : 45 g. Cholestérol : 230 mg. Sucre : 0 g.

74. Casserole de thon au sarrasin

Temps de préparation : 10 minutes.
Temps de cuisson : 35 minutes.
Portions : 2

Ingrédients :
- 2 cuillères à soupe de beurre.
- paquet de 10 oz de nouilles ramen au sarrasin.
- 2 tasses d'eau bouillante.
- tasse de vin rouge sec.
- 3 tasses de lait.

- 2 cuillères à soupe de persil séché.
- 2 cuillères à café de curcuma.
- ½ cuillère à café de curry en poudre.
- 2 cuillères à soupe de farine tout usage.
- 2 tasses de céleri haché.
- 1 tasse de petits pois surgelés.
- 2 boîtes de thon, égouttées.

Directions :
1. Mettez du beurre dans votre mijoteuse et graissez-la.
2. Placer les nouilles ramen de sarrasin dans un grand bol et verser de l'eau bouillante pour les couvrir. Laissez reposer pendant 5 à 8 minutes, ou jusqu'à ce que les nouilles se séparent lorsqu'on les pique avec une fourchette.
3. Dans un autre bol, mélangez au fouet le vin rouge, le lait, le persil, le curcuma et la farine.
4. Incorporer le céleri, les pois et le thon.
5. Égoutter les ramen et les placer dans la mijoteuse, en versant le mélange de thon par-dessus. Mélanger pour combiner.
6. Couvrir et cuire à faible intensité de 7 à 9 heures, en remuant de temps en temps.

Nutrition : Calories : 411 g. Lipides : 30 g. Protéines : 56 g. Glucides : 75 g. Cholestérol : 230 mg. Sucre : 0 g.

75. <u>Poulet et légumes à la mijoteuse au fromage</u>

Temps de préparation : 10 minutes.
Temps de cuisson : 45 minutes.
Portions : 2

Ingrédients :
- tasse de jambon, coupé en dés.
- 3 carottes, coupées en morceaux.
- 3 branches de céleri, hachées.
- 1 petit oignon jaune, coupé en dés.
- 2 cuillères à soupe de champignons, coupés en tranches.
- 1 tasse de haricots verts, hachés.
- ¼ de tasse d'eau.
- 2 poitrines de poulet sans peau, coupées en cubes.
- 1 tasse de bouillon de poulet.

- 1 tasse de lait.
- 1 cuillère à soupe de persil haché.
- ¾ cuillères à café d'assaisonnement pour volaille.
- 1 cuillère à soupe de farine tout usage.
- 1 tasse de fromage cheddar, râpé.
- ¼ tasse de parmesan, râpé.

Directions :
1. Dans un grand bol, combinez le jambon, les carottes, le céleri, l'oignon, les champignons et les haricots verts. Mélangez et transférez dans votre mijoteuse.
2. Superposer le poulet sur le dessus, sans mélanger.
3. Dans le bol, maintenant vide, fouetter le bouillon, le lait, le persil, l'assaisonnement pour volaille et la farine jusqu'à ce qu'ils soient bien combinés.
4. Incorporer le cheddar et le parmesan.
5. Versez le mélange sur le poulet. NE PAS STIMULER.
6. Couvrir et cuire à température élevée pendant 3 à 4 heures, ou à température basse pendant 6 à 8 heures.

Nutrition : Calories : 417 g. Lipides : 10 g. Protéines : 56 g. Glucides : 45 g. Cholestérol : 230 mg. Sucre : 0 g.

76. Artichauts, poulet et câpres

Temps de préparation : 10 minutes.
Temps de cuisson : 55 minutes.
Portions : 2

Ingrédients :
- 6 poitrines de poulet désossées et sans peau.
- 2 tasses de champignons, coupés en tranches.
- 1 boîte de tomates en dés (14 ½ oz).
- 1 paquet (8 ou 9 oz) d'artichauts congelés.
- 1 tasse de bouillon de poulet.
- ¼ de tasse de vin blanc sec.
- 1 oignon jaune moyen, coupé en dés.
- ½ tasse d'olives Kalamata, tranchées.
- ¼ de tasse de câpres, égouttées.
- 2 cuillères à soupe de graines de chia.
- 2 cuillères à soupe de poudre de curry.

- 1 cuillère à café de curcuma.
- ¾ cuillères à café de livèche séchée.
- Sel et poivre au goût.
- 2 tasses de sarrasin cuit et chaud.

Directions :
1. Rincer le poulet et le mettre de côté.
2. Dans un grand bol, combiner les champignons, les tomates (avec le jus), les coeurs d'artichauts congelés, le bouillon de poulet, le vin blanc, l'oignon, les olives et les câpres.
3. Incorporez les graines de chia, la poudre de curry, le curcuma, la livèche, le sel et le poivre.
4. Versez la moitié du mélange dans votre mijoteuse, ajoutez le poulet, et versez le reste de la sauce par-dessus.
5. Couvrez et faites cuire à feu doux pendant 7 à 8 heures ou à feu vif pendant 3 ½ à 4 heures.
6. Servir avec du sarrasin cuit chaud.

Nutrition : Calories : 473 g. Protéines : 20 g. Lipides : 3 g. Glucides : 15 g.

77. Poulet Merlot aux champignons

Temps de préparation : 10 minutes.
Temps de cuisson : 40 minutes.
Portions : 2

Ingrédients :
- 6 poitrines de poulet désossées et sans peau, coupées en cubes.
- 3 tasses de champignons, coupés en tranches.
- 1 gros oignon rouge, haché.
- 2 gousses d'ail, émincées.
- ¾ de tasse de bouillon de poulet.
- 1 boîte de concentré de tomates (6 oz.).
- ¼ de tasse de Merlot.
- 3 cuillères à soupe de graines de chia.
- 2 cuillères à soupe de basilic, finement haché.
- 2 cuillères à café de sucre.
- Sel et poivre au goût.
- 1 paquet (10 oz) de nouilles ramen au sarrasin, cuites.
- 2 cuillères à soupe de parmesan, râpé.

Directions :
1. Rincer le poulet ; mettre de côté.
2. Ajouter les champignons, l'oignon et l'ail dans la mijoteuse et mélanger.
3. Placez les cubes de poulet sur les légumes et ne mélangez pas.
4. Dans un grand bol, mélanger le bouillon, la pâte de tomate, le vin, les graines de chia, le basilic, le sucre, le sel et le poivre. Verser sur le poulet.
5. Couvrez et faites cuire à feu doux pendant 7-8 heures ou à feu vif pendant 3 ½-4 heures.
6. Pour servir, répartir le poulet, le mélange de champignons et la sauce sur les nouilles ramen de sarrasin cuites et chaudes. Garnir de parmesan râpé.

Nutrition : Calories : 213 g. Lipides : 10 g. Protéines : 56 g. Glucides : 45 g. Cholestérol : 230 mg. Sucre : 0 g.

78. Poitrines de poulet de campagne

Temps de préparation : 10 minutes.
Temps de cuisson : 45 minutes.
Portions : 2

Ingrédients :
- 2 pommes vertes moyennes, coupées en dés.
- 1 petit oignon rouge, coupé en petits dés.
- 1 petit poivron vert, haché.
- 3 gousses d'ail, émincées.
- 2 cuillères à soupe de groseilles séchées.
- 1 cuillère à soupe de poudre de curry.
- 1 cuillère à café de curcuma.
- 1 cuillère à café de gingembre moulu.
- ¼ cuillère à café de flocons de piment rouge.
- 1 boîte (14 ½ oz.) de tomates en dés.
- 6 poitrines de poulet désossées et sans peau, coupées en deux.
- ½ tasse de bouillon de poulet.
- 1 tasse de riz blanc à long grain.
- 1 lb de grosses crevettes crues, décortiquées et déveinées.
- Sel et poivre au goût.
- Persil haché.

- tasse d'amandes effilées.

Directions :
1. Rincer le poulet, l'éponger et le mettre de côté.
2. Dans une grande mijoteuse, combiner les pommes, l'oignon, le poivron, l'ail, les raisins de Corinthe, la poudre de cari, le curcuma, le gingembre et les flocons de piment. Incorporer les tomates.
3. Disposer le poulet, en chevauchant légèrement les morceaux, sur le mélange de tomates.
4. Verser le bouillon et ne pas mélanger ou remuer.
5. Couvrez et faites cuire pendant 6-7 heures à feu doux.
6. Préchauffer le four à 200° F.
7. Transférer délicatement le poulet sur une assiette allant au four, couvrir légèrement et garder au chaud dans le four.
8. Incorporer le riz dans le liquide restant. Augmenter la chaleur du cuiseur à haute intensité ; couvrir et cuire, en remuant une ou deux fois, jusqu'à ce que le riz soit presque tendre à la morsure, de 30 à 35 minutes. Incorporer les crevettes, couvrir et cuire jusqu'à ce que les crevettes soient opaques au centre, environ 10 minutes de plus.
9. Pendant ce temps, faire griller les amandes dans une petite poêle à feu moyen jusqu'à ce qu'elles soient dorées, de 5 à 8 minutes, en remuant de temps en temps. Mettre de côté.
10. Pour servir, assaisonner le mélange de riz au goût avec du sel et du poivre. Répartir dans un plat de service chaud et disposer le poulet sur le dessus. Saupoudrer de persil et d'amandes.

Nutrition : Calories : 155 g. Lipides : 5 g. Protéines : 56 g. Glucides : 45 g. Cholestérol : 230 mg. Sucre : 0 g.

79. Thon et chou frisé

Temps de préparation : 5 minutes.
Temps de cuisson : 20 minutes.
Portions : 4

Ingrédients :
- Filets de thon de 1 lb, désossés, sans peau et coupés en cubes.
- 2 cuillères à soupe d'huile d'olive.
- 1 tasse de chou frisé, déchiré.
- ½ tasse de tomates cerises, coupées en cubes.

- 1 oignon jaune, haché.

Directions :
1. Faites chauffer une poêle avec l'huile à feu moyen, ajoutez l'oignon et faites-le sauter pendant 5 minutes.
2. Ajouter le thon et les autres ingrédients, mélanger, faire cuire le tout pendant 15 minutes de plus, répartir dans les assiettes et servir.

Nutrition : Calories : 251 g. Lipides : 4 g. Protéines : 56 g. Glucides : 45 g. Cholestérol : 230 mg. Sucre : 0 g.

80. Dinde avec couscous au chou-fleur

Temps de préparation : 20 minutes.
Temps de cuisson : 50 minutes.
Portions : 1

Ingrédients :
- 3 oz. de dinde.
- 2 oz. de chou-fleur.
- 2 oz. d'oignon rouge.
- 1 cuillère à café de gingembre frais.
- 1 poivre Bird's Eye.
- 1 gousse d'ail.
- 1 cuillère à soupe d'huile d'olive extra vierge.
- 1 cuillère à soupe de curcuma.
- 1oz. de tomates séchées.
- 0,3 oz de persil.
- Sauge séchée selon le goût.
- 1 cuillère à soupe de câpres.
- ¼ de jus de citron frais.

Directions :
1. Mixez les fanes de chou-fleur crues et faites-les cuire dans une cuillère à café d'huile d'olive extra vierge, de l'ail, de l'oignon rouge, du piment, du gingembre et une cuillère à café de curcuma.
2. Laisser aromatiser sur le feu pendant une minute, puis ajouter les tomates séchées au soleil hachées et 5 g de persil. Assaisonnez la tranche de dinde avec une cuillère à café d'huile d'olive extra vierge, la sauge séchée, et faites-la cuire dans une

autre cuillère à café d'huile d'olive extra vierge. Une fois prête, assaisonnez avec une cuillère à soupe de câpres, ¼ de jus de citron, 5 g de persil, une cuillère à soupe d'eau et ajoutez le chou-fleur.

Nutrition : Calories : 120 g. Lipides : 10 g. Protéines : 56 g. Glucides : 45 g. Cholestérol : 230 mg. Sucre : 0 g.

81. Salade de saumon cuit au four avec une vinaigrette crémeuse à la menthe

Temps de préparation : 20 minutes.
Temps de cuisson : 20 minutes.
Portions : 1
Ingrédients :
- 1 filet de saumon.
- Feuilles de salade mélangées.
- 2 radis, parés et coupés en fines tranches.
- 1,76oz. de jeunes feuilles d'épinards.
- Un morceau de concombre de 5 cm, coupé en morceaux.
- 1 petite poignée de persil, grossièrement haché.
- 2 oignons de printemps, parés et coupés en tranches.

Pour la vinaigrette :
- 1 cuillère à soupe de yaourt nature.
- 1 cuillère à café de mayonnaise allégée.
- 2 feuilles de menthe, finement hachées.
- 1 cuillère à soupe de vinaigre de riz.
- Sel et poivre noir fraîchement moulu.

Directions :
1. Tout d'abord, vous chauffez le four à 200° C (gaz 6).
2. Placez le filet de saumon sur une plaque de cuisson et faites-le cuire pendant 16-18 minutes jusqu'à ce qu'il soit juste cuit. Retirez-le du four et mettez-le de côté. Le saumon de la salade est aussi bon chaud que froid. Si votre saumon a une peau, faites-le cuire côté peau vers le bas et retirez le saumon de la peau après la cuisson, utilisez une tranche de poisson. Lorsqu'il est cuit, il doit se détacher facilement.
3. Mélangez la mayonnaise, le yaourt, le vinaigre de riz, les feuilles de menthe, le sel et le poivre dans un petit plat et laissez

reposer pendant au moins 5 minutes pour que les arômes évoluent.
4. Placez les feuilles de salade et les épinards sur un plat de service, puis ajoutez les radis, le concombre, les oignons nouveaux et le persil. Répartissez le saumon cuit sur la salade et arrosez la vinaigrette.

Nutrition : Calories : 340 g. Lipides : 30 g. Protéines : 56 g. Glucides : 0 g. Cholestérol : 230 mg. Sucre : 0 g.

DESSERTS

82. Parfaits au yaourt grec et au muesli

Temps de préparation : 10 minutes
Temps de cuisson : 0 mins
Portions : 4
Ingrédients
- 4 tasses de yaourt grec
- `1 tasse de muesli de blé entier
- ` 2 tasses de petits fruits frais au choix

Directions
1. Superposez les quatre classes avec le yaourt grec en bas, le muesli en haut et les baies.
2. Répétez les couches jusqu'à ce que le verre soit rempli.
3. Placez-les au réfrigérateur pendant au moins quelques heures pour les refroidir.

Nutrition Calories 280, Lipides 36g, Protéines 23g, Glucides 4g

83. Crème au citron

Temps de préparation : 10 minutes
Temps de cuisson : 0 mins
Portions : 6
Ingrédients
- 2 œufs, battus au fouet
- 1 et ¼ tasse de stevia
- 10 cu cu de d'huile d'avocat
- 1 tasse crème crème crème épaisse
- Jus de 2 citrons
- Le zeste de 2 citrons, r r râpé

Directions
1. Dans une casserole, mélangez la crème avec le jus de citron et les autres ingrédients, fouettez bien, faites cuire pendant 10 minutes, répartissez dans des coupes et gardez au réfrigérateur pendant 1 heure avant de servir.

Nutrition Calories 200, Lipides 8,5g, Protéines 4,5g, Glucides 8,6g, Fibres 4,5g

84. Bol de yaourt à la banane et aux cacahuètes

Temps de préparation : 15 minutes
Temps de cuisson : 0 mins
Portions : 4
Ingrédients
- 4 tasses de yaourt grec
- 2 bananes moyennes, coupées en tranches
- ¼ de tasse de beurre d'ara ara du crème d'ara du naturel
- ¼ cup flax seed meal
- 1 cuillère à café de noix de muscade

Directions
1. Répartissez le yaourt dans quatre bols et garnissez-les de banane, de beurre de cacahuète et de farine de graines de lin.

Nutrition Calories 370, Lipides 10.6g, Protéines 22.7g, Glucides 47.7g

85. Smoothie sucré aux fruits tropicaux

Temps de préparation : 15 minutes
Temps de cuisson : 0 mins
Portions : 4
Ingrédients
- 1banana, peeled
- 1 mangue coupée en tranches
- 1 tasse d'ananas frais
- ½ tasse d'eau de noix de coco

Directions
1. Placez tous les ingrédients dans un mixeur.
2. Mélangez jusqu'à ce que le mélange soit homogène.
3. Versez dans un récipient en verre et laissez refroidir au réfrigérateur pendant au moins 30 minutes.

Nutrition Calories 73, Lipides 0,5g, Protéines 0,8g, Glucides 18,6g

86. Tarte aux fruits méditerranéenne

Temps de préparation : 15 minutes

Temps de cuisson : 0 mins
Portions : 1/8 de tarte

Ingrédients

- ¼ tasse de farine tout-usage
- ½ cuillère à café de sel
- 2 TB. de sucre
- 1 d 1 de beurre froid
- ½ tasse de shortening
- 5 TB. d'au eau de glace
- 2 tasses de crème anglaise Ashta
- 10 fra fra en tranche
- 2kiwi, é pelé et en tranches
- 1 tasse de myrtilles
- 1 cup peach or apricot jam
- 2TB. eau

Directions

1. Dans un robot culinaire muni d'une lame de hachage, pulser 5 fois 2 tasses de farine tout usage, le sel et le sucre.
2. Ajouter le beurre et le shortening, et mélanger pendant 1 minute ou jusqu'à ce que le mélange s'effrite. Transférer le mélange dans un bol moyen.
3. Ajouter la glace à la pâte et mélanger jusqu'à ce que le tout soit combiné.
4. Placez la pâte sur un morceau de pellicule plastique, formez un disque plat et réfrigérez pendant 20 minutes.
5. Préchauffez le four à 450F.
6. Saupoudrez votre espace de travail de farine et, à l'aide d'un rouleau à pâtisserie, abaissez la pâte à une épaisseur de 1/8 pouce. Placez la pâte abaissée dans un moule à tarte de 9 pouces, appuyez pour la mouler dans le moule et coupez l'excès de pâte. Faites cuire au four pendant 13 minutes.
7. Laissez la tarte refroidir pendant 10 minutes.
8. Placez le fond de tarte sur un plat de service et remplissez-le de crème pâtissière Ashta. Disposer les tranches de fraises, les tranches de kick et les myrtilles sur le dessus de la tarte.
9. Dans une petite casserole à feu moyen, faire chauffer la confiture de pêches et entrer en remuant pendant 2 minutes.

10. À l'aide d'un pinceau à pâtisserie, badigeonnez le dessus des fruits et de la tarte avec la confiture réchauffée.
11. Servir frais et conserver au réfrigérateur.

Nutrition Calories 644, Lipides 39g, Glucides 70g, Fibres 2g, Protéines 6g

87. Thé vert et crème à la vanille

Temps de préparation : 0 minute
Temps de cuisson : 0 mins
Portions : 4
Ingrédients
- 14 ounces almond milk, hot
- 2 tablespoons green tea powder
- 14 ounces heavy cream
- 3 cuillères à soupe de stevia
- 1 cuillère à café d'extrait de vanille
- 1 cuillère à café de gélatine en poudre

Directions
1. Dans un bol, mélangez le lait d'amande avec la poudre de thé vert et le reste des ingrédients, fouettez bien, laissez refroidir, répartissez dans des tasses et conservez au réfrigérateur pendant 2 heures avant de servir.

Nutrition Calories 120, Lipides 3g, Protéines 4g, Glucides 7g, Fibres 3g

88. Compote de pêches chaude

Temps de préparation : 1 minute
Temps de cuisson : 1 min
Portions : 4
Ingrédients
- 4 pêches, é
- 1 cuillère à soupe d'eau
- ½ cuillère à soupe de fécule de maïs
- 1 cuillère à café de vanille

Directions
1. Ajoutez l'eau, la vanille et les pêches dans la marmite instantanée.

2. Fermer la casserole avec le couvercle et faire cuire à feu vif pendant 1 minute.
3. Une fois la cuisson terminée, laissez la pression se relâcher naturellement. Retirez le couvercle.
4. Dans un petit bol, mélangez au fouet 1 cuillère à soupe d'eau et la fécule de maïs, puis versez dans la marmite et remuez bien.
5. Servez et appréciez.

Nutrition Calories 66, Lipides 0,4g, Protéines 1,4g, Glucides 15g, Sucre 14g

89. <u>Barres au miel et aux noix</u>

Temps de préparation : 30 minutes
Temps de cuisson : 30 min
Portions : 8

Ingrédients
- 5 oz de pâte feuilletée
- ½ tasse d'eau
- 3 cu cuillères à soupe de miel liquide
- 1teaspoon Erythritol
- 1/'3 cup butter, softened
- ½ cup walnuts, chopped
- 1 cuillère à café d'huile d'olive

Directions
1. Roulez la pâte feuilletée et coupez-la en 6 feuilles.
2. Badigeonnez ensuite le plateau d'huile d'olive et disposez-y la première feuille de pâte feuilletée.
3. Graissez-le délicatement avec du beurre et saupoudrez-le de noix.
4. Répétez les mêmes étapes avec 4 feuilles de pâte feuilletée.
5. Saupoudrez ensuite la dernière couche de noix et d'érythritol et enrobez-la avec la sixième feuille de pâte feuilletée.
6. Découpez les baklavas en portions. Faites cuire les baklavas au four pendant 30 minutes.
7. Pendant ce temps, porter à ébullition le miel liquide et l'eau
8. Lorsque les baklavas sont cuits, retirez-les du four.
9. Versez le liquide de miel chaud sur le baklava et laissez-le refroidir à température ambiante.

Nutrition Calories 243, Lipides 19.6g, Protéines 3.3g, Glucides 15.9g

90. Fudge au citron vert et à la vanille

Temps de préparation : 0 minute
Temps de cuisson : 0 mins
Portions : 6

Ingrédients
- 1/3 cup cashew butter
- 5 cuillères à soupe de jus de citron vert
- ½ teaspoon lime zest, grated
- 1 cuillère à soupe de stevia

Directions
1. Dans un bol, mélangez le beurre de noix de cajou avec les autres ingrédients et fouettez bien.
2. Tapissez un moule à muffins de papier sulfurisé, prélevez 1 cuillère à soupe de fondant au citron vert, mélangez dans chacun des moules à muffins et conservez au congélateur pendant 3 heures avant de servir.

Nutrition Calories 200, Lipides 4.5g, Protéines 5g, Glucides 13.5g, Fibres 3.4g

91. Sauce aux poires

Temps de préparation : 15 minutes
Temps de cuisson : 15 mins
Portions : 6

Ingrédients
- 10 poires en tranches
- 1 tasse de jus de pomme
- 1 ½ cuillère à café de cannelle
- ¼ cuillère à café de noix de muscade

Directions
1. Ajoutez tous les ingrédients dans la marmite instantanée et remuez bien.
2. Fermez la casserole avec le couvercle et faites cuire à haute température pendant 15 minutes.
3. Une fois la cuisson terminée, laissez la pression se relâcher naturellement pendant 10 minutes, puis relâchez la pression restante à l'aide de l'ouverture rapide. Retirer le couvercle.

4. Mixez le mélange de poires à l'aide d'un mixeur à immersion jusqu'à ce qu'il soit lisse.
   5. Servez et appréciez.

Nutrition Calories 222, Lipides 0,6g, Protéines 1,3g, Glucides 58,2g, Sucre 38g, Chol 0mg

92. Crème au miel

Temps de préparation : 5 minutes
Temps de cuisson : 0 mins
Portions : 2

Ingrédients
- ½ cup cream
- ¼ tasse de lait
- 2 cuillères à café de miel
- 1 cuillère à café d'extrait de vanille
- 1 cuillère à soupe de gélatine
- 2 cuillères à soupe de jus d'orange

Directions
   1. Mélangez le lait et la gélatine et laissez reposer pendant 5 minutes.
   2. Pendant ce temps, versez la crème dans la casserole et portez-la à ébullition.
   3. Ajouter le miel et l'extrait de vanille.
   4. Retirez la crème du feu et remuez bien jusqu'à ce que le miel soit dissous.
   5. Ensuite, ajouter le mélange de gélatine (lait + gélatine) et mélanger jusqu'à ce que la gélatine soit dissoute.
   6. Ensuite, mettez une cuillère à soupe de jus d'orange dans chaque verre de service.
   7. Ajoutez le mélange de crème sur le jus d'orange.
   8. Mettez la pannacotta au réfrigérateur pendant 30 à 50 minutes ou jusqu'à ce qu'elle soit solide.

Nutrition Calories 100, Lipides 4g, Protéines 4.6g, Glucides 11g

93. Salade de fruits du dragon, poires et épinards

Temps de préparation : 3 minutes
Temps de cuisson : 0 mins

Portions : 4
Ingrédients
- 5 ounces spinach leaves, torn
- 1 fruit du dragon pelé et coupé en dés
- 2 poires, pelées et coupées en dés
- 10 ounces organic goat cheese
- 1 cup pecan, halves
- 6 ounces blackberries
- 6 ounces raspberries
- 8 cuillères à soupe d'huile d'olive
- 8 cu.à soupe de vina vina vina vina vina de rouge
- 1 cuillère à soupe de graines de pavot

Directions
1. Dans un bol, mélanger tous les ingrédients, sauf les graines de pavot.
2. Placez dans le réfrigérateur et laissez refroidir avant de saisir.
3. Saupoudrer de graines de pavot sur le dessus avant de servir.

Nutrition Calories 321, Lipides 3g, Protéines 3.3g, Glucides 27.2g

94. Kataifi

Temps de préparation : 30 minutes
Temps de cuisson : 5-10 mins
Portions : 8-10
Ingrédients
- 1 kg almonds, blanched and then chopped
- 1 cuillère à café de cannelle
- ¼ kg kataifi phyllo
- 2 œufs
- 4 cuillères à soupe de sucre
- 400g butter
- 1 ½ kilogramme de sucre
- 1 écorce de citron
- 1 cuillère à café de jus de citron
- 5 tasses d'eau

Directions
1. Préchauffez le four à 340F.

2. Mettez le sucre, les œufs, la cannelle et les amandes dans un bol.
3. Avec vos doigts, ouvrez délicatement le kataifi passé. Posez-la sur un morceau de marbre et de bois. Mettez une cuillère à soupe du mélange d'amandes à une extrémité, puis roulez les pâtes en une bûche ou un cylindre. Veillez à plier les pâtes en les serrant un peu pour que la garniture soit bien enfermée. Répétez l'opération avec le reste des pâtes et le mélange d'amandes.
4. Faites fondre le beurre et mettez-le dans un plat à four.
5. Badigeonnez les rouleaux de kataifi avec le beurre fondu, en couvrant tous les côtés.
6. Placez-les dans des plaques à pâtisserie et faites-les cuire pendant environ 30 minutes.
7. Pendant ce temps, préparez le sirop.
8. À l'exception du jus de citron, faites cuire le reste des ingrédients du sirop pendant environ 5 à 10 minutes. Ajoutez le jus de citron et laissez cuire pendant quelques minutes jusqu'à ce que le sirop soit légèrement épais.
9. Après la cuisson des kataifi, versez le sirop sur les rouleaux encore chauds.
10. Couvrir la pâte avec une serviette propre. Laissez refroidir pendant que le kataifi absorbe le sirop.

Nutrition Calories 1085, Lipides 83,3g, Protéines 22,6g, Glucides 76,6g, Sucre 59g, Chol 119mg, Sodium 248, Pot 759mg

95. Noix Kataifi

Temps de préparation : 50 minutes
Temps de cuisson : 50 mins
Portions : 2

Ingrédients
- 7 oz de pâte kataifi
- 1/3 cup walnuts, chopped
- ½ cuillère à café de cannelle moulue
- ¾ teaspoon vanilla extract
- 4 cuillers à soupe de beurre fond fond fondant
- ¼ cuillère à café de clou de girofle moulu
- 1/3 tasse d'eau

- 3 cuillères à soupe de miel

Directions
1. Pour la garniture : mélangez les noix, la cannelle moulue et l'extrait de vanille. Ajoutez le clou de girofle moulu et mixez le mélange jusqu'à ce qu'il soit lisse.
2. Réaliser la pâte à kataifi : graisser le moule à cocotte avec du beurre et y déposer ½ partie de la pâte à kataifi.
3. Répartissez ensuite la garniture sur la pâte kataifi.
4. Ensuite, saupoudrez la garniture avec 1 cuillère à soupe de beurre fondu.
5. Saupoudrez la garniture avec le reste de la pâte kataifi.
6. Réaliser le rouleau à partir de ½ partie de la pâte à kataifi et le couper. Disposez délicatement le rouleau de kataifi dans le plateau.
7. Répétez les mêmes étapes avec le reste de la pâte. Au final, vous devriez obtenir 2 rouleaux de kataifi.
8. Préchauffez le four à 355F et placez le plateau avec les rouleaux kataifi à l'intérieur.
9. Faites cuire le dessert pendant 50 minutes ou jusqu'à ce qu'il soit croustillant.
10. Pendant ce temps, préparez le sirop : portez l'eau à ébullition.
11. Ajoutez le miel et faites chauffer jusqu'à ce que le miel soit dissous.
12. Lorsque les rouleaux kataifi sont cuits, versez le sirop chaud sur les rouleaux kataifi chauds.
13. Coupez chaque rouleau de kataifi en 2 morceaux.
14. Servez le dessert avec le reste du sirop.

Nutrition Calories 120, Lipides 1.5g, Protéines 3g, Glucides 22g

96. Biscotti méditerranéen

Temps de préparation : 1 heure
Temps de cuisson : 50 mins
Portions : 3

Ingrédients
- 2 œufs
- 1 tasse de farine complète
- 1 tasse de farine complète
- ¾ cup parmesan cheese, grated

- 2 cuillères à café de levure chimique
- 2 cuillères à soupe de sucre
- ¼ cup sun-dried tomato, finely chopped
- ¼ tasse d'olive kalamata, finement hachée
- 1/3 tasse d'huile d'olive
- ½ cuillère à café de sel
- ½ cuillère à café de po poivre noir conc concassée
- 1 cuillère à café d'origan séché (de préférence grec)
- 1 cuillère à café de basilic séché

Directions
1. Dans un saladier de grande taille, battez les œufs et le sucre ensemble. Versez l'olive, battez jusqu'à ce que le mélange soit homogène.
2. Dans un autre bol, mélanger les farines, la levure chimique, le poivre, le sel, l'origan et le basilic. Incorporer le mélange de farine au mélange d'oeufs, en remuant jusqu'à ce que le tout soit mélangé.
3. Incorporer le fromage, les tomates et les olives, en remuant jusqu'à ce que tout soit bien mélangé.
4. Diviser la pâte en 2 portions ; façonner chacune d'elles en bûches de 10 pouces de long. Placer les bûches sur une plaque à biscuits recouverte de papier sulfurisé, en aplatissant légèrement le dessus des bûches.
5. Faites cuire pendant environ 30 minutes dans un four préchauffé à 375F ou jusqu'à ce que les pertes soient dorées pâles et pas tout à fait fermes au toucher.
6. Retirer du four ; laisser refroidir sur la plaque pendant 3 minutes, transférer les bûches sur une planche à découper, couper chaque bûche en tranches diagonales de 1/2 pouce à l'aide d'un couteau dentelé.
7. Placez les tranches de biscotti sur la plaque de cuisson, remettez-les dans le four à 325F et faites-les cuire pendant environ 20 à 25 minutes jusqu'à ce qu'elles soient sèches et fermes. Retournez les tranches à mi-cuisson. Retirez-les du four, transférez-les sur une grille et laissez-les refroidir.

Nutrition Calories 731, Lipides 36,5g, Protéines 23,3g, Glucides 77,8g, Sucre 10,7, Fibres 3,5g, Chol 146mg, Sodium 1238,4mg

97. Tarte à la semoule

Temps de préparation : 1 heure
Temps de cuisson : 1 heure
Portions : 6

Ingrédients
- ½ tasse de lait
- 3 cuillères à soupe de semoule
- ½ tasse beurre, ad ad ad ad ï du beurre
- 8 feuilles de phyllo
- 2 œufs, battus
- 3 cuillères à soupe d'érythritol
- 1 teaspoon lemon rind
- 1 cuillère à soupe de jus de citron
- 1 cuillère à café d'extrait de vanille
- 2 cuillères à soupe de miel liquide
- 1 cuillère à café de cannelle moulue
- ¼ tasse d'eau

Directions
1. Faire fondre ½ partie de tout le beurre.
2. Badigeonnez ensuite le moule en verre de la cocotte avec le beurre et placez 1 feuille de Phyllo à l'intérieur.
3. Badigeonner la feuille de phyllo de beurre et la recouvrir d'une deuxième feuille de phyllo.
4. Préparer la garniture pour dessert : faire chauffer le lait et ajouter la semoule.
5. Remuez-le soigneusement.
6. Après cela, ajoutez le reste du beurre ramolli. L'érythritol et l'extrait de vanille.
7. Portez le mélange à ébullition et laissez-le mijoter pendant 2 minutes.
8. Retirez-le du feu et laissez-le refroidir à température ambiante.
9. Ajouter ensuite les œufs battus et bien mélanger.
10. Versez le mélange de semoule dans le moule sur les feuilles de Phyllo, aplatissez-le si nécessaire.
11. En recouvrant le mélange de semoule avec les feuilles de phyllo restantes et en les badigeonnant du reste du beurre fondu.
12. Coupez le dessert sur les barres.

13. Faites cuire le galaktoboureko pendant 1 heure à 365F.
14. Préparez ensuite le sirop : portez à ébullition le jus de citron, le miel et l'eau et retirez le liquide du feu.
15. Versez le sirop sur le dessert chaud et laissez-le bien refroidir.

Nutrition Calories 304, Lipides 18g, Protéines 6g, Glucides 39.5g

98. Compote de pommes à la vanille

Temps de préparation : 15 minutes
Temps de cuisson : 15 mins
Portions : 6

Ingrédients
- 3 tasses de pommes évidées et en dés
- 1 c. à thé de vanille
- ¾ cup coconut sugar
- 1 tasse d'eau
- 2 cuillères à soupe de jus de lime frais

Directions
1. Ajoutez tous les ingrédients dans le pot intérieur de la marmite instantanée et remuez bien.
2. Fermez la casserole avec le couvercle et faites cuire à haute température pendant 15 minutes.
3. Une fois la cuisson terminée, laissez la pression se relâcher naturellement pendant 10 minutes, puis relâchez la pression restante à l'aide de l'ouverture rapide. Retirer le couvercle.
4. Remuez et servez.

Nutrition Calories 76, Lipides 0,2g, Protéines 0,5g, Glucides 19g, Sucre 11,9g

99. Carrés de citron froid

Temps de préparation : 30 minutes
Temps de cuisson : 0 mins
Portions : 4

Ingrédients
- 1 tasse d'huile d'avocat + un filet
- 2 bananes, pelées et coupées en morceaux
- 1 c.c. de miel
- ¼ tasse de jus de citron

- A pinch of lemon zest, grated

Directions
1. Dans votre robot, mélangez les bananes avec le reste des ingrédients, pulsez bien et étalez sur le fond d'un moule graissé avec un filet d'huile.
2. Introduisez au réfrigérateur pendant 30 minutes, coupez en carrés et servez.

Nutrition Calories 136, Lipides 11.2g, Protéines 1.1g, Glucides 0.2g, Fibres 0.2g

100. Crème de noix de coco à la menthe

Temps de préparation : 0 minute
Temps de cuisson : 0 mins
Portions : 2

Ingrédients
- 1 banana, peeled
- 2 cuillères à soupe de chair de noix de coco râpée
- 3 cuillères à soupe de menthe hachée
- 1 et ½ tasse d'eau de noix de noix de noix de coco
- 2 cuillères à soupe de stevia
- ½ avocado, pitted and peeled

Directions
1. Dans un mixeur, mélangez la noix de coco avec la banane et le reste des ingrédients, mixez bien, répartissez dans des tasses et servez froid.

Nutrition Calories 193, Lipides 5.4g, Fibres 3.4g, Glucides 7.6g, Protéines 3.4g

101. Crème de cerise

Temps de préparation : 2 heures
Temps de cuisson : 0 mins
Portions : 4

Ingrédients
- 2 cups cherries, pitted and chopped
- 1 cup almond milk
- ½ tasse crème crème fou ière

- 3eggs, whisked
- 1/3 cup stevia
- 1 cuillère à café de jus de citron
- ½ cuillère à café d'extrait de vanille

Directions
1. Dans votre robot, mélangez les cerises avec le lait et le reste des ingrédients, mixez bien, répartissez dans des coupes et conservez au réfrigérateur pendant 2 heures avant de servir.

Nutrition Calories 200, Lipides 4,5g, Protéines 3,4g, Glucides 5,6g, Fibres 3,3g

102. Petits biscuits à l'orange et à la cardamome

Temps de préparation : 12 minutes
Temps de cuisson : 10-12 mins
Portions : 8

Ingrédients
- ½ tasse de farine de blé entier
- ½ tasse de farine tout usage
- 1 gros œuf
- 1 cuillère à soupe de graines de sésame grillées, facultatif (pistaches grillées salées, hachées)
- cuillère à café de zeste d'orange
- 1 cuillère à café d'extrait de vanille
- ½ tasse de beurre, ad ad ad ad ï du beurre ï du beurre ï du beurre
- ½ tasse de sucre
- ¼ teaspoon ground cardamom

Directions
1. Préchauffez le four à 375F.
2. Dans un bol moyen, mélangez soigneusement le zeste d'orange et le sucre, puis incorporez la cardamome. Ajoutez le beurre et, à l'aide d'un batteur, battez jusqu'à ce que le mélange soit fluide et léger. Incorporez l'œuf et la vanille au mélange. Avec le batteur à basse vitesse, incorporer les farines au mélange.
3. Tapisser 3 plaques à pâtisserie de papier sulfurisé. À l'aide d'une cuillère à café de plomb, déposer la pâte du mélange de biscuits sur les plaques. Garnir chaque biscuit d'une pincée de graines

de sésame ou de noix, si désiré, et faire cuire pendant 10 à 12 minutes ou jusqu'à ce que les biscuits soient bruns sur les bords et croustillants. Une fois cuits, transférez les biscuits sur une grille de refroidissement et laissez-les refroidir complètement.

Nutrition Calories 113, Lipides 6.5g, Protéines 1.4g, Glucides 12g, Fibres 0.3g, Sodium 46mg, Chol 29mg

103. Limoncello pétillant

Temps de préparation : 5 minutes
Temps de cuisson :
Portions : 1

Ingrédients
- 4 onces de club soda
- 1 once de vodka
- 1 once de limoncello
- 1 ½ cuillère à café de sirop simple
- Glace, au besoin
- Pelures de citron pour la garniture
- Un peu de jus de citron

Directions
1. Mélangez le jus de citron, le sirop simple, le club soda, la vodka et le limoncello dans un shaker. Remplissez le shaker aux 2/3 avec de la glace.
2. Remuez pendant environ 10 à 15 minutes pour refroidir. Passez la glace dans un verre à cocktail, décorez avec le zeste de citron et servez.

Nutrition Calories 98, Lipides 0g, Protéines 0g, Glucides 8.4g

104. Mast-O Khiar (yaourt persan)

Temps de préparation : 10 minutes
Temps de cuisson : 0 mins
Portions : 8

Ingrédients
- 4 tasses de yogourt grec nature
- 2 cuillères à café de menthe séchée
- 2 cuillères à café d'aneth séché

- ¼ cuillère à café de po poivre noir moulue
- ½ cuillère à café de sel
- 1½ tasse de conc.perse en dés

Directions
1. Mélangez tous les ingrédients dans un bol de taille moyenne.

Nutrition Calories 62, Lipides 4g, Protéines 0.8g, Glucides 7.2g, Sucre 5.5g

105. Martini méditerranéen

Temps de préparation : 10 minutes
Temps de cuisson : 0 mins
Portions : 2

Ingrédients
- 4 pieces fresh strawberries
- 30 ml de v v v v vodka
- 2 pieces fresh gooseberries
- Vin mousseux frais, pour compléter
- Quelques morceaux de feuilles de menthe
- Un peu de jus de citron vert
- Un peu de sirop de sucre

Directions
1. Mettez les groseilles à maquereau, les fraises et les feuilles de menthe dans un verre à mélange ; mélangez les ingrédients pour libérer les jus.
2. Mettez de la glace dans un verre à mélange jusqu'à ce qu'il soit plein. Ajoutez le citron vert, le sucre et la vodka. Secouez et remuez ensuite dans des verres à martini refroidis. Complétez avec le vin mousseux, décorez et servez.

Nutrition Calories 51, Lipides 0.1g, Protéines 0.3g, Glucides 4.6g, Sucre 1.2g, Fibres 1g

106. Thé grec de montagne

Temps de préparation : 5 minutes
Temps de cuisson : 0 mins
Portions : 1
Ingrédients

- Thé grec de montagne
- 1 tasse d'eau
- Honey or sugar, optional

Directions
1. Prenez environ 1 à 2 feuilles de thé des montagnes grecques et cassez-les en trois.
2. Remplissez une casserole d'eau. Mettez la flamme ou le feu à feu moyen-élevé. Mettez les feuilles de thé dans la casserole, hors du feu, et laissez infuser le thé pendant 7 minutes.
3. Après l'infusion, versez le thé dans une tasse au-dessus d'une passoire pour récupérer les feuilles de thé.
4. Si vous le souhaitez, sucrez avec du miel et du sucre. Appréciez !

Nutrition Calories 3, Lipides 0g, Protéines 0g, Glucides 0.9g, Sucre 0.7g

107. Lever de soleil à Santorin

Temps de préparation : 5 minutes
Temps de cuisson : 0 mins
Portions : 1

Ingrédients
- 2 1/4 cups vodka, unflavored, plus more
- 1 pamplemousse rose, coupé en tranches
- 1 once de Campari
- 2 onces de vodka infusée au pamplemousse rose
- 2 tranches de pamplemousse rose, coupées en quartiers (8 morceaux au total)
- 2 cuillères à café de miel (ou de miel grec, si disponible)
- 3 onces de jus de pamplemousse rose fraîchement pressé
- 4mint leaves, plus more for garnish

Directions
1. Pour la vodka infusée au pamplemousse :
2. Mettez les pamplemousses dans un bocal en verre stérilisé de 1 pinte, en les bourrant bien. Versez la vodka sur les pamplemousses.
3. Ajoutez de la vodka, si nécessaire, pour submerger complètement le pamplemousse. Fermez le bocal de manière

hermétique ; laissez reposer à température ambiante pendant 3 jours. Après 3 jours, filtrez la vodka infusée à travers un filtre à café dans un autre bocal en verre stérilisé ; conservez-la avec les autres spiritueux pendant 2 mois maximum.
4. Pour le cocktail :
5. Dans un verre highball, mélangez 7 morceaux des tranches de pamplemousse coupées en quatre avec le miel et les feuilles de menthe. Ajoutez de la glace jusqu'à ce que le verre soit rempli. Ajoutez la vodka, le Campari et le jus de pamplemousse. Remuez. Garnissez avec la tranche de pamplemousse restante et les feuilles de menthe : servez.

Nutrition Calories 284, Lipides 0.6g, Fibres 6.2g, Glucides 38.3g, Sucre 7.3g, Fer 31%, Calcium 12%, Protéines 3.3g

108. <u>Boisson méditerranéenne Pink Lady</u>

Temps de préparation : 5 minutes
Temps de cuisson : 0 mins
Portions : 1

Ingrédients
- 1½ onces de gin London Dry
- 1 grand blanc d'œuf
- ½ once de Cointreau
- 1/2 ounce freshly squeezed lemon juice
- ¼ once de Campari
- ¼ d'once de lim lim lim limon-cello
- 3-4 lemon zest, thin strips for garnish
- Glace

Directions
1. À l'exception de la glace et de la garniture, combinez tous les ingrédients dans un shaker ; secouez bien. Ajoutez la glace et secouez à nouveau. Filtrez la boisson dans une coupe froide. Décorez avec les zestes de citron.

Nutrition Calories 163, Lipides 0,2g, Fibres 0g, Glucides 0,5, Sucre 0,5g, Fer 0%, Calcium 1%, Protéines 3,7g

CONCLUSION

Le régime méditerranéen est l'épine dorsale de nombreux régimes depuis plusieurs décennies. Cela s'explique par le fait qu'il peut être modifié pour s'adapter aux besoins de chacun. Le régime méditerranéen est idéal si vous recherchez un régime qui vous apporte une alimentation équilibrée. Il vous apprend à consommer en abondance des fruits, des légumes, des céréales complètes ou des produits à base de céréales, du poisson et d'autres fruits de mer avec modération, des graisses saines comme l'huile d'olive, des noix et des produits laitiers en petites quantités.

Si vous souhaitez prendre le contrôle de ce que vous mettez dans votre corps, cela pourrait être la solution idéale pour vous.

Le régime méditerranéen est idéal si vous souhaitez adopter un mode de vie sain et facile à suivre.

Ce régime peut vous aider à perdre du poids car il encourage la consommation d'aliments sains et riches en fibres. Il vous donnera l'énergie dont vous avez besoin pour accomplir vos activités quotidiennes. Les débutants doivent également savoir qu'il s'agit d'un changement de mode de vie conçu avec de nombreux avantages à l'esprit, notamment :

Stimulation de la forme physique et de l'énergie - Ce régime vous donne l'énergie nécessaire pour faire de l'exercice en vous proposant des aliments riches en glucides, en graisses et en protéines en quantités raisonnables. Il vous aidera également à prévenir la perte de masse musculaire puisqu'il est rempli de protéines et de glucides complexes qui ne sont pas facilement métabolisés par votre corps.

Régime sain pour le cœur - Ce régime est également un régime sain pour le cœur car il contient une quantité raisonnable de cholestérol, peu de graisses saturées et de faibles quantités de sel. C'est un excellent moyen d'aider à réduire la pression artérielle et le mauvais cholestérol.

Ces éléments contribuent à prévenir les problèmes cardiaques tels que les crises cardiaques et les accidents vasculaires cérébraux.

Régime hypotenseur - Un autre avantage du régime méditerranéen est sa capacité à maintenir votre tension artérielle à des niveaux normaux en fournissant des aliments qui peuvent être utilisés par votre corps pour réduire le stress sur sa capacité à fonctionner, comme les acides gras oméga-3 et le magnésium. Le magnésium contribue à l'exécution de nombreuses fonctions dans notre corps, comme le bon fonctionnement de nos muscles, de notre cœur et même de nos os.

Régime équilibré en sucre - Le sucre est un facteur important dans l'apparition du diabète. Il est un facteur important dans les maladies cardiaques et peut également causer d'autres problèmes médicaux. Comme ce régime comporte des aliments à faible indice glycémique, il vous aidera à maintenir un taux de sucre équilibré en évitant les changements radicaux de votre taux de sucre dans le sang. Cela vous aidera à réduire votre risque de diabète, d'obésité et de problèmes cardiaques à l'avenir.

Amélioration du système immunitaire - La principale source de nutriments de ce régime est constituée d'aliments anti-inflammatoires qui contribuent à maintenir notre système immunitaire en bonne santé. Cela permet à une personne de maintenir son système immunitaire à son niveau optimal sans être épuisé par des situations stressantes ou des maladies. Un système immunitaire fort vous aidera à avoir une meilleure qualité de vie.

Prévention du cancer - Les aliments de ce régime contiennent de puissants antioxydants sous forme de vitamines A, C, E et même d'acides gras oméga 3. Ces antioxydants combattent les radicaux libres dans votre corps qui peuvent provoquer la croissance des cellules cancéreuses. Ils contribuent également au renforcement de votre système immunitaire, lui permettant de combattre les cellules cancéreuses qui peuvent être présentes dans votre corps à ce moment-là.

LIVRE DE CUISINE MÉDITERRANÉEN FACILE

Recettes de style méditerranéen simples et rapides pour les débutants

CAROLINE DALTON

INTRODUCTION

Dans le régime méditerranéen, les habitants des pays qui ont un littoral méditerranéen, comme la Grèce et l'Italie, ont une alimentation basée sur les aliments cultivés localement dans leur région géographique. Cela comprend les légumes et les fruits, les fruits de mer frais et les viandes maigres. Les céréales sont consommées en petites quantités. L'huile d'olive est utilisée à la place du beurre pour la cuisson ou pour assaisonner les plats. Un verre de vin rouge est généralement consommé quotidiennement.

Ce régime est riche en antioxydants et pauvre en graisses saturées, ce qui signifie un risque moindre de maladies cardiaques, d'accidents vasculaires cérébraux et d'autres maladies.

Le régime méditerranéen fournit des vitamines et des minéraux importants et réduit votre risque de développer des maladies chroniques comme les maladies cardiaques, le diabète et même le cancer. Il vous aide également à perdre du poids si nécessaire. Une baisse de la glycémie peut être l'un des effets positifs de la consommation de fruits, de légumes riches en fibres, comme les noix, et de céréales complètes, pauvres en amidon, tout en limitant les portions de viande à 30 g maximum.

Selon les National Institutes of Health (NIH), ce régime a été associé à un risque moindre de certains cancers. Il a également été lié à une incidence réduite des maladies cardiaques.

L'étude a été menée sur 6 200 personnes, âgées de 6 ans ou plus, diagnostiquées avec 9 types. Certains des régimes utilisés dans l'étude étaient plus restrictifs que d'autres. Un groupe consommait plus de fruits et de légumes, tandis qu'un autre groupe consommait plus de viande. Le groupe le plus pauvre en graisses avait un rapport entre graisses polyinsaturées et graisses saturées de 4:1, alors que plus de la moitié des participants de ce groupe avaient un rapport de 10:1 ou plus.

Les chercheurs ont constaté que les personnes qui mangeaient principalement des fruits, des légumes, des légumineuses et des céréales présentaient le risque le plus faible pour tous les cancers. Les personnes qui consommaient davantage de produits d'origine animale présentaient un risque plus élevé de cancer.

En revanche, les personnes qui consommaient davantage de fruits et de légumes à faible teneur en graisses présentaient un risque plus faible de cancer de la vessie. La consommation d'aliments végétaux à forte teneur en graisses a également contribué à réduire le risque de cancer colorectal. Les personnes qui consomment principalement de la viande rouge et des viandes transformées présentent un risque plus élevé de cancer colorectal. Un régime alimentaire contenant moins de viande était associé à une réduction de 12 % du cancer de la prostate chez les hommes et du cancer du sein post-ménopausique chez les femmes.

Le régime méditerranéen a été étudié dans plusieurs essais cliniques. Les résultats de ces essais ont été publiés dans le

"Journal of the American Medical Association" en 2013. Les participants à ces études ont suivi un régime méditerranéen pendant 18 à 24 mois. Ils ont été suivis tout au long de l'étude et leur régime alimentaire a été ajusté en conséquence pour maintenir un certain niveau d'alimentation saine. Par rapport aux personnes qui suivaient un régime pauvre en graisses et en calories ou un régime pauvre en graisses avec ajout de fruits ou de légumes, les personnes qui suivaient ce type de régime présentaient des taux plus faibles de maladies cardiaques, d'accidents vasculaires cérébraux et de certains types de cancer.

Bien que ces types d'études fournissent des informations préliminaires, elles ne prouvent pas que la modification de votre régime alimentaire réduira vos risques de contracter des maladies spécifiques telles que les maladies cardiaques ou le cancer. Il est important de se rappeler que c'est la combinaison d'une alimentation saine et d'un mode de vie actif qui réduit le risque de développer des maladies. Pour maintenir un poids sain, mangez une variété de fruits, de légumes et de céréales complètes. Choisissez des pains et des céréales à grains entiers plutôt que des produits céréaliers raffinés. Si vous buvez de l'alcool, faites-le avec modération - un ou deux verres par jour pour les hommes et un verre par jour pour les femmes. Associé à l'exercice, ce régime peut réduire le risque de diabète, de maladie cardiaque et de certains cancers.

BREAKFAST

1. Beignets de chou-fleur avec houmous

Temps de préparation : 15 minutes
Temps de cuisson : 15 minutes
Portions : 4

Ingrédients :
- 2 boîtes (15 oz) de pois chiches, divisées
- 2 1/2 tbsp olive oil, divided, plus more for frying
- 1 cup onion, chopped, about 1/2 a small onion
- 2 tbsp garlic, minced
- 2 tasses de chou-fleur, coupé en petits morceaux, environ 1/2 grosse tête
- 1/2 cuillère à café de sel
- poivre noir

Garniture :
- Houmous, au choix
- Oignon vert, en dés

Directions :
1. Préchauffez le four à 400°F. Rincez et égouttez 1 boîte de pois chiches, placez-les sur une serviette en papier pour bien les sécher.
2. Placez ensuite les pois chiches dans un grand bol, en retirant les peaux détachées qui se détachent, et mélangez-les avec 1 cuillère à soupe d'huile d'olive, étalez les pois chiches sur une grande poêle et saupoudrez de sel et de poivre.
3. Faites cuire au four pendant 20 minutes, puis remuez, et faites cuire encore 5 à 10 minutes jusqu'à ce qu'ils soient très croustillants.

4. Une fois que les pois chiches sont grillés, les transférer dans un grand robot culinaire et les traiter jusqu'à ce qu'ils soient cassés et émiettés - Ne pas trop les traiter et les transformer en farine, car vous devez avoir une certaine texture. Placez le mélange dans un petit bol et mettez-le de côté.
5. Dans une grande poêle à feu moyen-élevé, ajoutez les 1 1/2 cuillères à soupe d'huile d'olive restantes. Une fois chauffée, ajoutez l'oignon et l'ail et faites-les cuire jusqu'à ce qu'ils soient légèrement dorés, environ 2 minutes.
6. Ajoutez ensuite le chou-fleur haché et faites cuire pendant 2 minutes supplémentaires, jusqu'à ce que le chou-fleur soit doré.
7. Baissez le feu à faible intensité et couvrez la casserole. Laissez cuire jusqu'à ce que le chou-fleur soit tendre comme une fourchette et que les oignons soient dorés et caramélisés, en remuant souvent, environ 3 à 5 minutes.
8. Transférez le mélange de chou-fleur dans le robot, égouttez et rincez la boîte de pois chiches restante et ajoutez-la dans le robot, ainsi que le sel et une pincée de poivre.
9. Mélangez jusqu'à ce que le mélange soit lisse et qu'il commence à former une boule, arrêtez pour racler les côtés si nécessaire.
10. Transférer le mélange de chou-fleur dans un grand bol et ajouter 1/2 tasse de miettes de pois chiches grillés, remuer jusqu'à ce que le tout soit bien combiné.
11. Dans un grand bol, à feu moyen, ajouter suffisamment d'huile pour couvrir légèrement le fond d'une grande poêle. En travaillant par lots, faire cuire les galettes

jusqu'à ce qu'elles soient dorées, environ 2-3 minutes, les retourner et les faire cuire à nouveau. Servir.

Nutrition : Calories : 333 Glucides : 45g Lipides : 13g Protéines : 14g

2. <u>Avoine Chia aux baies du jour au lendemain</u>

Temps de préparation : 15 minutes
Temps de cuisson : 5 minutes
Portions : 1
Ingrédients :
- 1/2 cup Quaker Oats rolled oats
- 1/4 cup chia seeds
- 1 du lait ou de 1 d'eau
- une pincée de sel et de cannelle
- sirop d'érable, ou un autre éd édulcorant, selon goût
- 1 cup frozen berries of choice or smoothie leftovers

Garnitures :
- Yogourt
- Baies

Directions :
1. Dans un bocal avec couvercle, ajoutez les flocons d'avoine, les graines, le lait, le sel et la cannelle, puis mettez au réfrigérateur pendant la nuit. Le jour du service, réduisez les baies en purée dans un mixeur.
2. Remuez les flocons d'avoine, ajoutez la purée de baies et garnissez le tout de yaourt et de baies supplémentaires, de noix, de miel ou de la garniture de votre choix. Appréciez !

Nutrition : Calories : 405 Glucides : 65g Lipides : 11g Protéines : 17g

3. Smoothie à la framboise et à la vanille

Temps de préparation : 5 minutes
Temps de cuisson : 5 minutes
Portions : 2 tasses
Ingrédients :
- 1 cup frozen raspberries
- Contenant de 6 onces de yaourt grec à la vanille
- ½ tasse de lait d'amande non sucré à la vanille

Directions :
1. Prenez tous vos ingrédients et mettez-les dans un mixeur. Passez-les au mixeur jusqu'à ce qu'ils soient lisses et liquides.

Nutrition : Calories : 155 Protéines : 7 g Lipides : 2 g Glucides : 30 g

4. Smoothie protéiné à la banane et aux myrtilles

Temps de préparation : 5 minutes
Temps de cuisson : 5 minutes
Portions : 1
Ingrédients :
- ½ cup frozen and unsweetened blueberries
- ½ banane en tranches
- ¾ tasse de yogourt grec nature sans gras
- ¾ de tasse de lait d'amande van van van vanille non sucré
- 2 tasses de glaçons

Directions :
1. Ajoutez tous les ingrédients dans un mixeur. Mélangez jusqu'à obtenir un mélange homogène.

Nutrition : Calories : 230 Protéines : 19,1 g Lipides : 2,6 g Glucides : 32.9 g

5. Smoothie chocolat-banane

Temps de préparation : 5 minutes
Temps de cuisson : 0 minutes
Portions : 2
Ingrédients :
- 2 bananes, épluchées
- 1 cup unsweetened almond milk, or skim milk
- 1 cup crushed ice
- 3 cuillères à soupe de cacao en poudre non sucré
- 3 cuillères à soupe de miel

Directions :
1. Dans un blender, combinez les bananes, le lait d'amande, la glace, la poudre de cacao et le miel. Mixez jusqu'à obtenir un mélange homogène.

Nutrition : Calories : 219 Protéines : 2g Glucides : 57g Lipides : 2g

6. Smoothie marocain à l'avocat

Temps de préparation : 5 minutes
Temps de cuisson : 0 minutes
Portions : 4
Ingrédients :
- 1 ripe avocado, peeled and pitted
- 1 banane trop mûre
- 1 cup almond milk, unsweetened
- 1 tasse de glace

Directions :
1. Placez l'avocat, la banane, le lait et la glace dans votre mixeur. Mixez jusqu'à ce que le mélange soit lisse et qu'il ne reste plus de morceaux d'avocat.

Nutrition : Calories : 100 Protéines : 1 g Lipides : 6 g Glucides : 11 g

7. Yogourt grec avec baies fraîches, miel et noix

Temps de préparation : 5 minutes
Temps de cuisson : 0 minute
Portions : 1
Ingrédients :
- 6 oz. de yaourt grec nature sans matières grasses
- 1/2 tasse de petits fruits au choix
- 1 tbsp .25 oz crushed walnuts
- 1 c.c. de miel

Directions :
1. Dans un pot avec un couvercle, ajoutez le yaourt. Garnissez de baies et d'un filet de miel. Recouvrez avec le couvercle et conservez au réfrigérateur pendant 2 à 3 jours.

Nutrition : Calories : 250 Glucides : 35 Lipides : 4g Protéines : 19g

8. Muffins méditerranéens aux œufs avec du jambon

Temps de préparation : 15 minutes
Temps de cuisson : 15 minutes
Portions : 6
Ingrédients :
- 9 tranches de jambon finement coupé
- 1/2 tasse de poiv rouge r r r r en conserve, en tranches + d'autres tranches pour la garn garn garn garn garn garn garn garn garn garn garn garn garn garn garn garn garn garn garn garn garn garn garn garn
- 1/3 cup fresh spinach, minced
- 1/4 de tasse de fromage feta émietté
- 5 gros œufs
- Une pincée de sel
- Une pincée de poivre

- 1 1/2 cuillère à soupe de sauce Pesto
- Basilic frais pour la garniture

Directions :
1. Préchauffer le four à 400 degrés F. Vaporiser généreusement un moule à muffins avec un aérosol de cuisson. Tapissez chacun des moules à muffins de 1 ½ morceau de jambon - en vous assurant qu'il n'y a pas de trous pour que le mélange d'œufs puisse sortir.
2. Placez une partie du poivron rouge rôti dans le fond de chaque moule à muffins. Déposer une cuillère à soupe d'épinards hachés sur chaque poivron rouge. Recouvrir le poivron et les épinards d'une grosse 1/2 cuillère à soupe de feta émiettée.
3. Dans un bol moyen, mélangez les œufs, le sel et le poivre. Répartissez le mélange d'œufs de façon égale dans les 6 moules à muffins.
4. Faites cuire pendant 15 à 17 minutes jusqu'à ce que les œufs soient gonflés et pris. Retirez chaque tasse du moule à muffins. Laissez refroidir complètement.
5. Répartissez les muffins dans les récipients, conservez-les au réfrigérateur pendant 2 à 3 jours ou au congélateur pendant 3 mois.

Nutrition : Calories : 109 Glucides : 2g Lipides : 6g Protéines : 9g

9. <u>Gâteau de quinoa à la banane</u>

Temps de préparation : 15 minutes
Temps de cuisson : 1 heure et 10 minutes
Portions : 8
Ingrédients :
- 3 tasses de bananes moyennes surmûries, écrasées
- 1/4 tasse de mélasse
- 1/4 cup pure maple syrup

- 1 cuillère à soupe de cannelle
- 2 cuillères à café d'extrait de vanille brute
- 1 cuillère à café de gingembre moulu
- 1 cuillère à café de clous de girofle moulus
- 1/2 cuillère à café de piment de la Jamaïque moulu
- 1/2 cuillère à café de sel
- 1 tasse de quinoa, non cuit
- 2 1/2 tasses de lait d'amande non sucré à la vanille
- 1/4 cup slivered almonds

Directions :

1. Dans le fond d'une casserole de 2 1/2 à 3 pintes, mélanger la banane écrasée, le sirop d'érable, la cannelle, l'extrait de vanille, le gingembre, les clous de girofle, le piment de la Jamaïque, la mélasse et le sel.
2. Ajouter le quinoa, mélanger jusqu'à ce que le quinoa soit uniformément dans le mélange de bananes. Incorporer le lait d'amande en fouettant, mélanger jusqu'à ce que le tout soit bien combiné, couvrir et réfrigérer toute la nuit ou cuire immédiatement.
3. Chauffer le four à 350 degrés F. Fouetter le mélange de quinoa en s'assurant qu'il ne se dépose pas au fond.
4. Couvrez le moule de papier d'aluminium et faites cuire jusqu'à ce que le liquide soit absorbé et que le dessus du quinoa soit pris, soit environ 1 heure à 1 heure et 15 minutes.
5. Mettez le four à haute température, découvrez le moule, parsemez d'amandes effilées et enfoncez-les légèrement dans le quinoa.
6. Faites griller jusqu'à ce que les amandes prennent une couleur dorée, environ 2 à 4 minutes, en surveillant de près, car elles brûlent rapidement. Laissez refroidir pendant 10 minutes, puis coupez le quinoa en tranches.

7. Répartissez le gâteau de quinoa dans les récipients et conservez-le au réfrigérateur pendant 3 à 4 jours.

Nutrition : Calories : 213 Glucides : 41g Lipides : 4g Protéines : 5g

10. <u>Casserole d'omelettes aux tomates séchées au soleil, à l'aneth et à la feta</u>

Temps de préparation : 15 minutes
Temps de cuisson : 40 minutes
Portions : 6

Ingrédients :
- 12 gros œufs
- 2 tasses de lait entier
- 8 oz d'épinards frais
- 2 gousses d'ail é é é é é é
- 12 oz de salade d'artichauts avec olives et poivrons, égouttés et hachés
- 5 oz de fromage feta aux tomates séchées au soleil, émietté
- 1 tbsp fresh chopped dill or 1 tsp dried dill
- 1 cuillère à café d'origan séché
- 1 cuillère à café de poivre de citron
- 1 cuillère à café de sel
- 4 c. à c. d'huile d'huile d'olive, div divisée

Directions :
1. Préchauffer le four à 375 degrés F. Hacher les herbes fraîches et la salade d'artichauts. Dans une poêle à feu moyen, ajouter 1 cuillère à soupe d'huile d'olive.
2. Faire sauter les épinards et l'ail jusqu'à ce qu'ils soient fanés, environ 3 minutes. Huiler un plat de cuisson de 9x13 pouces et y déposer uniformément la salade d'épinards et d'artichauts.

3. Dans un bol moyen, fouetter ensemble les œufs, le lait, les herbes, le sel et le poivre de citron. Verser le mélange d'œufs sur les légumes, saupoudrer de feta.
4. Faites cuire au centre du four pendant 35-40 minutes jusqu'à ce que le centre soit ferme. Laissez refroidir, coupez en tranches et répartissez-les dans les récipients de stockage. Conserver pendant 2 à 3 jours ou congeler pendant 3 mois.

Nutrition : Calories : 196 Glucides : 5g Lipides : 12g Protéines : 10g

11. <u>Brouillade de tacos au petit-déjeuner</u>

Temps de préparation : 15 minutes
Temps de cuisson : 1 heure et 25 minutes
Portions : 4
Ingrédients :
- 8 grands œufs battus
- 1/4 de cuillère à café de sel d'assaisonnement
- 1 livre de din din din din din din din de ma ma ma du 99 % de ma ma ma ma
- 2 cuillères à soupe d'assaisonnement grec
- 1/2 petit o oignon é
- 2 c.c. de po po poivrons é é é é é é é é é é é é é é é é é é é
- Boîte de 4 oz. de sauce tomate
- 1/4 de tasse d'eau
- 1/4 cup chopped scallions or cilantro, for topping
- Pour les pommes de terre :
- 12 (1 livre) de bébés d'or ou de pommes de terre rouges en quartiers
- 4 cuillères à café d'huile d'olive
- 3/4 cuillère à café de sel

- 1/2 c. à thé de poudre d'ail
- poivre noir frais, au goût

Directions :
1. Dans un grand bol, battre les œufs, assaisonner avec le sel d'assaisonnement. Préchauffer le four à 425 degrés F. Vaporiser une casserole de 9x12 ou un grand plat ovale avec de l'huile de cuisson.
2. Ajouter les pommes de terre, 1 cuillère à soupe d'huile, 3/4 de cuillère à café de sel, la poudre d'ail et le poivre noir et remuer pour les enrober. Faites cuire au four pendant 45 minutes à 1 heure, en remuant toutes les 15 minutes.
3. Pendant ce temps, faire revenir la dinde dans une grande poêle à feu moyen, en l'émiettant pendant la cuisson. Une fois qu'elle n'est plus rose, ajouter l'assaisonnement grec.
4. Ajouter le poivron, l'oignon, la sauce tomate et l'eau, remuer et couvrir, laisser mijoter à feu doux pendant environ 20 minutes. Vaporisez une autre poêle avec un spray antiadhésif sur un feu moyen.
5. Une fois chauffé, ajouter les œufs assaisonnés avec 1/4 de cuillère à café de sel et brouiller pendant 2 à 3 minutes ou jusqu'à ce qu'ils prennent.
6. Répartir 3/4 de tasse de dinde et 2/3 de tasse d'œufs et répartir les pommes de terre dans chaque récipient de stockage, conserver pendant 3-4 jours.

Nutrition : Calories : 450 Lipides : 19g Glucides : 24.5g Protéines : 46g

12. <u>Tortillas aux haricots grecs</u>

Temps de préparation : 5 minutes
Temps de cuisson : 20 minutes
Portions : 4

Ingrédients :
- 1 oignon rouge, haché
- 2 gousses d'ail, émincées
- 1 cuillère à soupe d'huile d'olive
- 1 poivron vert, coupé en tranches
- 3 tasses de haricots pinto en conserve, égouttés et rincés
- 2 piments rouges, hachés
- 4 cuillères à soupe de persil haché
- 1 cuillère à café de cumin moulu
- Une pincée de sel et de poivre noir
- 4 tor tor tortillas grecques de blé entier
- 1 tasse de cheddar râpé

Directions :
1. Faites chauffer une poêle avec l'huile à feu moyen, ajoutez l'oignon et faites-le sauter pendant 5 minutes.
2. Ajoutez le reste des ingrédients, à l'exception des tortillas et du fromage, remuez et faites cuire pendant 15 minutes.
3. Répartissez le mélange de haricots sur chaque tortilla grecque, répartissez également le fromage, roulez les tortillas et servez pour le petit déjeuner.

Nutrition : calories 673, lipides 14,9, fibres 23,7, glucides 75,4, protéines 39.

13. <u>**Purée de chou-fleur cuite au four**</u>

Temps de préparation : 10 minutes
Temps de cuisson : 25 minutes
Portions : 4

Ingrédients :
- 4 t t t de fleur de chou fleur
- 1 cuillère à soupe d'huile d'olive
- 2 cups white mushrooms, sliced

- 1 tasse de tom tom tom tom tom tom en cer cer cer de en demi
- 1 o oignon jaune ha ha ha
- 2 gousses d'ail, émincées
- ¼ cuillère à café d'ail en poudre
- 3 cuillères à soupe de basilic haché
- 3 cuillères à soupe de ment ment menthe ha hachée
- 1 cuillère à soupe d'aneth, hachée

Directions :
1. Étaler les fleurettes de chou-fleur sur une plaque de cuisson recouverte de papier sulfurisé, ajouter le reste des ingrédients, introduire dans le four à 350 degrés F et cuire pendant 25 minutes.
2. Répartissez le hachis dans des assiettes et servez pour le petit déjeuner.

Nutrition : calories 367, lipides 14,3, fibres 3,5, glucides 16,8, protéines 12,2.

14. Œufs, menthe et tomates

Temps de préparation : 10 minutes
Temps de cuisson : 15 minutes
Portions : 2
Ingrédients :
- 2 œufs, battus au fouet
- 2 tomates, coupées en cubes
- 2 cuillères à café d'huile d'olive
- 1 cu cuillère à soupe de ment menthe, hachée
- 1 cuillère à soupe de ciboulette hachée
- Sel et poivre noir selon le goût

Directions :
1. Faites chauffer une poêle avec l'huile à feu moyen, ajoutez les tomates et le reste des ingrédients sauf les œufs, remuez et faites cuire pendant 5 minutes.

2. Ajoutez les œufs, mélangez, faites cuire pendant 10 minutes de plus, répartissez dans les assiettes et servez.

Nutrition : calories 300, graisse 15.3, fibre 4.5, glucides 17.7, protéines 11

15. Sandwich au bacon, aux épinards et aux tomates

Temps de préparation : 5 minutes
Temps de cuisson : 0 minute
Portions : 1
Ingrédients :
- 2 tranches de pain complet, grillées
- 1 cuillère à soupe de moutarde de Dijon
- 3 tranches de bacon
- Sel et poivre noir selon le goût
- 2 tranches de tomates
- ¼ cup baby spinach

Directions :
1. Étaler la moutarde sur chaque tranche de pain, répartir le bacon et le reste des ingrédients sur une tranche, recouvrir de l'autre, couper en deux et servir au petit déjeuner.

Nutrition : calories 246, graisse 11.2, fibre 4.5, glucides 17.5, protéine 8.3

16. Porridge aux pommes à la cannelle et aux lentilles

Temps de préparation : 5 minutes
Temps de cuisson : 10 minutes
Portions : 4
Ingrédients :
- ½ cup walnuts, chopped

- 2 pommes vertes, év év év év sans, é é é é é en cub cub cubes
- 3 cu cu 3 d'si si d d'é d'é d'é d d's
- 3 tasses de lait d'amande
- ½ cup red lentils
- ½ cu cuillère à café de poudre de can can can can cannelle
- ½ cup cranberries, dried
- 1 cuillère à café d'extrait de vanille

Directions :
1. Mettez le lait dans une casserole, faites-le chauffer à feu moyen, ajoutez les noix, les pommes, le sirop d'érable et le reste des ingrédients, mélangez, laissez mijoter pendant 10 minutes, répartissez dans des bols et servez.

Nutrition : calories 150, lipides 2, fibres 1, glucides 3, protéines 5

17. Graines et lentilles Avoine

Temps de préparation : 10 minutes
Temps de cuisson : 50 minutes
Portions : 4
Ingrédients :
- ½ cup red lentils
- ¼ cup pumpkin seeds, toasted
- 2 cuillères à café d'huile d'olive
- ¼ cup rolled oats
- ¼ cup coconut flesh, shredded
- 1 cuillère à soupe de miel
- 1 tablespoon orange zest, grated
- 1 tasse de y du grec
- 1 tasse de mûres

Directions :

1. Étalez les lentilles sur une plaque de cuisson recouverte de papier sulfurisé, introduisez-les dans le four et faites-les rôtir à 370 degrés F pendant 30 minutes.
2. Ajoutez le reste des ingrédients, sauf le yaourt et les baies, mélangez et faites cuire au four à 370 degrés F pendant 20 minutes de plus.
3. Transférer le tout dans un bol, ajouter le reste des ingrédients, mélanger, diviser en petits bols et servir au petit déjeuner.

Nutrition : calories 204, lipides 7,1, fibres 10,4, glucides 27,6, protéines 9,5.

18. <u>Orzo et Veggie Bowls</u>

Temps de préparation : 10 minutes
Temps de cuisson : 0 minute
Portions : 4

Ingrédients :
- 2 et ½ tasses d'orzo de blé entier, cuit
- 14 onces de cannellinis en conserve, égouttés et rincés
- 1 yellow bell pepper, cubed
- 1 po po po vert coupé en dés
- Une pincée de sel et de poivre noir
- 3 tomates, coupées en cubes
- 1 oignon rouge, haché
- 1 tasse ment ment ment ment ment ment ha ha ha ha
- 2 tasses de fromage feta, émietté
- 2 cuillères à soupe d'huile d'olive
- ¼ tasse de jus de citron
- 1 tablespoon lemon zest, grated
- 1 concombre, coupé en cubes
- 1 and ¼ cup kalamata olives, pitted and sliced
- 3 gousses d'ail hachées

Directions :

1. Dans un saladier, mélanger l'orzo avec les haricots, les poivrons et le reste des ingrédients, mélanger, répartir le mélange dans des assiettes et servir au petit-déjeuner.

Nutrition : 411 calories, 17 lipides, 13 fibres, 51 glucides, 14 protéines.

19. <u>Mélange de quinoa aux pois et au citron</u>

Temps de préparation : 10 minutes
Temps de cuisson : 20 minutes
Portions : 4
Ingrédients :
- 1 and ½ cups quinoa, rinsed
- 1 livre d'as d'as as as as à la vapeur et ha ha ha ha ha ha ha ha ha ha
- 3 tasses d'eau
- 2 cuillères à soupe de persil haché
- 2 cuillères à soupe de jus de citron
- 1 teaspoon lemon zest, grated
- ½ livre de pois mange-tout, cuits à la vapeur
- ½ pound green beans, trimmed and halved
- Une pincée de sel et de poivre noir
- 3 tablespoons pumpkin seeds
- 1 tasse de tom tom tom tom tom tom en cer cer cer de en demi
- 2 cuillères à soupe d'huile d'olive

Directions :
1. Mettez l'eau dans une casserole, portez à ébullition à feu moyen, ajoutez le quinoa, remuez et laissez mijoter pendant 20 minutes.
2. Remuez le quinoa, ajoutez le persil, le jus de citron et le reste des ingrédients, mélangez, répartissez dans des assiettes et servez pour le petit-déjeuner.

Nutrition : calories 417, lipides 15, fibres 9, glucides 58, protéines 16

20. Mélange de yaourt aux noix

Temps de préparation : 10 minutes
Temps de cuisson : 0 minute
Portions : 6
Ingrédients :
- 2 ½ tasses de yaourt à la grecque
- 1 and ½ cups walnuts, chopped
- 1 cuillère à café d'extrait de vanille
- ¾ cup honey
- 2 cuillères à café de cannelle en poudre

Directions :
1. Dans un bol, mélangez le yaourt avec les noix et le reste des ingrédients, mélangez, répartissez dans des bols plus petits et conservez au réfrigérateur pendant 10 minutes avant de servir le petit-déjeuner.

Nutrition : calories 388, lipides 24,6, fibres 2,9, glucides 39,1, protéines 10,2.

21. Pains pitas farcis

Temps de préparation : 5 minutes
Temps de cuisson : 15 minutes
Portions : 4

Ingrédients :
- 1 et ½ cuillère à soupe d'huile d'olive
- 1 tomate, coupée en cubes
- 1 gousse d'ail, émincée
- 1 oignon rouge, haché

- ¼ de tasse de pers pers pers pers pers pers pers pers pers pers pers pers
- 15 onces de f fava en boîte, ég ég ég ég ég et r r r r ég ég ég ég
- ¼ tasse de jus de citron
- Sel et poivre noir selon le goût
- 4 pochettes de pain pita de blé entier

Directions :
1. Faites chauffer une poêle avec l'huile à feu moyen, ajoutez l'oignon, remuez et faites-le sauter pendant 5 minutes.
2. Ajoutez le reste des ingrédients, remuez et faites cuire pendant 10 minutes supplémentaires.
3. Farcir les poches de pita avec ce mélange et les servir au petit déjeuner.

Nutrition : calories 382, graisse 1.8, fibre 27.6, glucides 66, protéine 28.5

22. Salade de farro

Temps de préparation : 5 minutes
Temps de cuisson : 4 minutes
Portions : 2

Ingrédients :
- 1 cuillère à soupe d'huile d'olive
- Une pincée de sel et de poivre noir
- 1 bunch baby spinach, chopped
- 1 avocat, dén dénudé, pelé et coupé en morceaux
- 1 gousse d'ail, émincée
- 2 t tasses de far far far déjà cuit
- ½ tasse de tom tom tom tom tom en cer cer cer cer cer en dés

Directions :
1. Faites chauffer une poêle avec l'huile à feu moyen, ajoutez les épinards et le reste des ingrédients, mélangez, faites cuire pendant 4 minutes, répartissez dans des bols et servez.

Nutrition : calories 157, graisse 13.7, fibre 5.5, glucides 8.6, protéine 3.6

23. <u>Carrés aux canneberges et aux dattes</u>

Temps de préparation : 30 minutes
Temps de cuisson : 0 minute
Portions : 10

Ingrédients :
- 12 dates, pitted and chopped
- 1 cuillère à café d'extrait de vanille
- ¼ cup honey
- ½ tasse d'écheveaux d'am am am pour
- ¾ cup cranberries, dried
- ¼ tasse d'huile d'amande et d'avocat, fondue
- 1 cup walnuts, roasted and chopped
- ¼ cup pumpkin seeds

Directions :
1. Dans un bol, mélangez les dattes avec la vanille, le miel et le reste des ingrédients, remuez bien et pressez le tout sur une plaque de cuisson recouverte de papier sulfurisé.
2. Conserver au congélateur pendant 30 minutes, couper en 10 carrés et servir au petit-déjeuner.

Nutrition : calories 263, lipides 13,4, fibres 4,7, glucides 14,3, protéines 3,5.

24. Œufs au fromage en ramequins

Temps de préparation : 10 minutes
Temps de cuisson : 10 minutes
Portions : 2
Ingrédients :
- 1 cuillère à soupe de ciboulette hachée
- 1 cuillère à soupe d'aneth, hachée
- Une pincée de sel et de poivre noir
- 2 cuillères à soupe de cheddar râpé
- 1 tomate, coupée en morceaux
- 2 œufs, battus au fouet
- Vaporisateur de cuisson

Directions :
1. Dans un bol, mélangez les œufs avec la tomate et le reste des ingrédients, sauf le spray de cuisson, et fouettez bien.
2. Graisser 2 ramequins avec le spray de cuisson, répartir le mélange dans chaque ramequin, faire cuire au four à 400 degrés F pendant 10 minutes et servir.

Nutrition : calories 104, lipides 7,1, fibres 0,6, glucides 2,6, protéines 7,9.

25. Muffins aux poireaux et aux œufs

Temps de préparation : 10 minutes
Temps de cuisson : 20 minutes
Portions : 2
Ingrédients :
- 3 œufs, battus au fouet
- ¼ cup baby spinach
- 2 tablespoons leeks, chopped
- 4 tablespoons parmesan, grated
- 2 tablespoons almond milk

- Vaporisateur de cuisson
- 1 petit poivron rouge, haché
- Sel et poivre noir selon le goût
- 1 tomate, coupée en cubes
- 2 cuillères à soupe de cheddar râpé

Directions :
1. Dans un bol, mélangez les œufs avec le lait, le sel, le poivre et le reste des ingrédients, sauf le spray de cuisson, et fouettez bien.
2. Graissez un moule à muffins avec le spray de cuisson et répartissez le mélange d'œufs dans chaque moule à muffins.
3. Faites-les cuire au four à 380 degrés F pendant 20 minutes et servez-les pour le petit déjeuner.

Nutrition : calories 308, graisse 19.4, fibre 1.7, glucides 8.7, protéine 24.4

26. Omelette aux artichauts et au fromage

Temps de préparation : 10 minutes
Temps de cuisson : 8 minutes
Portions : 1
Ingrédients :
- 1 cuillère à café d'huile d'avocat
- 1 tablespoon almond milk
- 2 œufs, battus au fouet
- Une pincée de sel et de poivre noir
- 2 cuillères à soupe de tomate en cubes
- 2 cuillères à soupe d'olives kalamata, dénoyautées et tranchées
- 1 artichoke heart, chopped
- 1 cuillère à soupe de sauce tomate

- 1 cuillère à soupe de feta émiettée

Directions :
1. Dans un bol, mélangez les œufs avec le lait, le sel, le poivre et le reste des ingrédients sauf l'huile d'avocat et fouettez bien.
2. Faites chauffer une poêle avec l'huile d'avocat à feu moyen-élevé, ajoutez le mélange d'omelette, répartissez-le dans la poêle, faites cuire pendant 4 minutes, retournez-le, faites-le cuire pendant 4 minutes supplémentaires, transférez-le dans une assiette et servez.

Nutrition : calories 303, lipides 17,7, fibres 9,9, glucides 21,9, protéines 18,2

27. Salade de quinoa et d'oeufs

Temps de préparation : 5 minutes
Temps de cuisson : 0 minute
Portions : 4

Ingrédients :
- 4 oeufs à la coque, pelés et découpés en quartiers
- 2 tasses de bébé roquette
- 2 t tasses de tomates cer cer cerises, coupées en deux
- 1 concombre, coupé en tranches
- 1 tasse de quinoa cuit
- 1 cup almonds, chopped
- 1 avocat, pelé, dén dén dénudé et en tranche
- 1 cuillère à soupe d'huile d'olive
- ½ tasse d'aneth et de menthe mélangés, hachés
- Une pincée de sel et de poivre noir
- Le jus d'un citron

Directions :
1. Dans un grand saladier, combinez les œufs avec la roquette et le reste des ingrédients, mélangez,

répartissez dans des assiettes et servez pour le petit-déjeuner.
Nutrition : calories 519, lipides 32,4, fibres 11, glucides 43,3, protéines 19,1

DÉJEUNER

28. Bol d'agneau méditerranéen

Temps de préparation : 15 minutes
Temps de cuisson : 15 minutes
Portions : 2

Ingrédients :
- 2 cuillères à soupe d'huile d'olive extra-vierge
- ¼ cup diced yellow onion
- 1-pound ground lamb
- 1 cu.à c. de ment ment ment ment sé sé sé
- 1 cuillère à café de persil séché
- ½ cuillère à café de flocons de piment rouge
- ¼ de cuillère à café d'ail en poudre
- 1 tasse de riz cuit
- ½ cuillère à café d'assaisonnement za'atar
- ½ cup halved cherry tomatoes
- 1 concombre, pelé et coupé en dés
- 1 tasse de houmous acheté dans le commerce ou de houmous ail-citron
- 1 tasse de fromage feta émietté
- 2 pains pita, réchauffés (facultatif)

Directions :
1. Dans une grande sauteuse ou une poêle, faites chauffer l'huile d'olive à feu moyen et faites cuire l'oignon pendant environ 2 minutes, jusqu'à ce qu'il soit parfumé.
2. Ajouter l'agneau et bien mélanger, en brisant la viande au fur et à mesure de la cuisson. Une fois que l'agneau est à moitié cuit, ajouter la menthe, le persil, les flocons de piment rouge et la poudre d'ail.

3. Dans un bol moyen, mélanger le riz cuit et le za'atar, puis répartir le tout dans des bols de service individuels. Ajouter ensuite l'agneau assaisonné, puis garnir les bols avec les tomates, le concombre, le houmous, la feta et le pain pita (si vous en utilisez).

Nutrition : Calories : 1 312 ; Protéines : 62g ; Glucides : 62g ; Lipides : 96g

29. Burger d'agneau

Temps de préparation : 15 minutes
Temps de cuisson : 15 minutes
Portions : 4

Ingrédients :
- 1-pound ground lamb
- ½ small red onion, grated
- 1 cuillère à soupe de persil séché
- 1 cuillère à café d'origan séché
- 1 cuillère à café de cumin moulu
- 1 cuillère à café de poudre d'ail
- ½ c.c. de ment ment èche èche èche èche èche êche êche êche
- ¼ cuillère à café de paprika
- ¼ cuillère à café de sel kosher
- 1/8 cuillère à café de poivre noir fraîchement moulu
- Huile d'olive extra-vierge, pour la cuisson à la poêle
- 4 pains pita, pour servir (facultatif)
- Sauce tzatziki, pour servir (facultatif)
- Oignons marinés, pour servir (facultatif)

Directions :
1. Dans un bol, mélanger l'agneau, l'oignon, le persil, l'origan, le cumin, la poudre d'ail, la menthe, le paprika, le sel et le poivre. Divisez la viande en 4 petites boules et travaillez-la en disques lisses.

2. Dans une grande sauteuse ou une poêle, faites chauffer un filet d'huile d'olive à feu moyen ou badigeonnez un gril d'huile et réglez-le sur feu moyen.
3. Faire cuire les galettes pendant 4 à 5 minutes de chaque côté jusqu'à ce qu'elles soient bien cuites et que le jus coule. Déguster les burgers d'agneau dans des pitas, garnis de sauce tzatziki et d'oignons marinés (si vous en utilisez).

Nutrition : Calories : 328 ; Protéines : 19g ; Glucides : 2g ; Lipides : 27g

30. Agneau et pâtes rapides aux herbes

Temps de préparation : 15 minutes
Temps de cuisson : 15 minutes
Portions : 4

Ingrédients :
- 3 thick lamb sausages, removed from casing and crumbled
- 1 medium shallot, chopped
- 1½ cups diced baby portobello mushrooms
- 1 cuillère à café de poudre d'ail
- 1 cuillère à soupe d'huile d'olive extra-vierge
- 1-pound bean-based penne pasta
- 4 tomates Roma moyennes hachées
- 1 boîte de tomates concassées (14,5 oz)
- 3 tablespoons heavy cream

Directions :
1. Faites chauffer une grande sauteuse ou une poêle à feu moyen-élevé. Ajouter la saucisse dans la poêle et faire cuire pendant environ 5 minutes, en mélangeant et en brisant la saucisse jusqu'à ce que la saucisse soit à moitié cuite.

2. Réduisez le feu à moyen-doux et ajoutez l'échalote. Continuez la cuisson pendant environ 3 minutes, jusqu'à ce qu'elles soient tendres.
3. Ajoutez les champignons, la poudre d'ail et l'huile d'olive et faites cuire pendant 5 à 7 minutes, jusqu'à ce que les champignons aient réduit leur taille de moitié et que toute l'eau soit cuite.
4. Pendant ce temps, porter une grande casserole d'eau à ébullition et faire cuire les pâtes selon les instructions de l'emballage jusqu'à ce qu'elles soient al dente. Égoutter et mettre de côté.
5. Dans la poêle, ajoutez les tomates coupées et en conserve et faites cuire pendant 7 à 10 minutes jusqu'à ce que le liquide épaississe légèrement.
6. Réduire le feu et ajouter la crème, en mélangeant bien. Placer les pâtes en premier et recouvrir du mélange de saucisses.

Nutrition : Calories : 706, Protéines : 45g, Glucides : 79g, Lipides : 31g

31. Brochettes d'agneau marinées avec une vinaigrette croquante au yaourt

Temps de préparation : 15 minutes
Temps de cuisson : 15 minutes
Portions : 4
Ingrédients :
- ½ tasse de yogourt grec nature, non sucré et entier
- ¼ tasse d'huile d'olive extra-vierge
- ¼ de tasse de jus de citron pressé
- 1 cuillère à café de zeste de citron r r r r r r r r r r r r r r
- 2 gousses d'ail, émincées
- 2 cuillères à soupe de miel
- 2 cuillères à soupe de vinaigre balsamique

- 1½ cuillère à café d'origan frais, émincé
- 1 cuillère à café de thym frais, émincé
- 1 feuille de laurier
- 1 cuillère à café de sel kosher
- ½ cuillère à café de poivre noir fraîchement moulu
- ½ cuillère à café de flocons de piment rouge
- 2 livres de gigot d'agneau, paré, nettoyé et coupé en morceaux de 1 pouce
- 1 large red onion, diced large
- 1 recette de trempette croustillante au yogourt
- Persil haché, pour la garniture
- Quartiers de citron, pour la garniture

Directions :

1. Dans un bol ou un grand sac refermable, combinez le yogourt, l'huile d'olive, le jus et le zeste de citron, l'ail, le miel, le vinaigre balsamique, l'origan, le thym, la feuille de laurier, le sel, le poivre et les flocons de piment rouge. Bien mélanger.
2. Ajouter les morceaux d'agneau et laisser mariner, au réfrigérateur, pendant 30 minutes. Préchauffer le four à 375°F. Enfiler l'agneau sur les brochettes, en alternant avec des morceaux d'oignon rouge, si désiré.
3. Placez les brochettes sur une plaque de cuisson et faites-les rôtir pendant 10 à 15 minutes, en les tournant toutes les 5 minutes pour assurer une cuisson uniforme.
4. Asseoir les brochettes et les laisser reposer brièvement. Garnissez ou servez avec la vinaigrette au yaourt. Pour finir, garnir de persil frais haché et d'un quartier de citron.

Nutrition : Calories : 578 ; Protéines : 56g ; Glucides : 20g ; Lipides : 30g

32. Filet de porc à l'ail et orzo au citron

Temps de préparation : 15 minutes
Temps de cuisson : 20 minutes
Portions : 6
Ingrédients :
- 1 du filet de porc d'une livre
- ½ cuillère à café d'épices à shawarma
- 1 cuillère à soupe de sel
- ½ cuillère à café de po poivre noir moulu grossièrement
- ½ cuillère à café de poudre d'ail
- 6 cuillères à soupe d'huile d'olive extra v v vierge 6 cuillères à soupe d'huile d'olive extra v vierge
- 3 tasses d'orzo au citron

Directions :
1. Préchauffer le four à 350°F. Frotter le porc avec l'assaisonnement pour shawarma, le sel, le poivre et la poudre d'ail et l'arroser d'huile d'olive.
2. Placez le porc sur une plaque de cuisson et faites-le rôtir pendant 20 minutes ou jusqu'au degré de cuisson souhaité. Retirez le porc du four et laissez-le reposer pendant 10 minutes. Assembler le porc sur une assiette avec l'orzo et déguster.

Nutrition : Calories : 579 Protéines : 33g Glucides : 37g Lipides : 34g

33. Porc rôti avec sauce aux pommes et au dijon

Temps de préparation : 15 minutes
Temps de cuisson : 40 minutes
Portions : 8
Ingrédients :
- 1½ cuillère à soupe d'huile d'olive extra-vierge
- 1 filet de porc (12 onces)

- ¼ cuillère à café de sel kosher
- ¼ cuillère à café de poivre noir fraîchement moulu
- ¼ cup apple jelly
- ¼ cup apple juice
- 2 à table de mout de Dijon
- ½ cuillère à soupe de fécule de maïs
- ½ cuillère à soupe de crème

Directions :

1. Préchauffez le four à 325°F. Dans une grande sauteuse ou une poêle, faites chauffer l'huile d'olive à feu moyen.
2. Ajouter le porc dans la poêle, en utilisant des pinces pour tourner et saisir le porc de tous les côtés. Une fois saisi, saupoudrer le porc de sel et de poivre, et le déposer sur une petite plaque à pâtisserie.
3. Dans la même poêle, avec le jus du porc, mélangez la gelée de pommes, le jus et la moutarde. Faites chauffer le tout à feu doux, en remuant régulièrement pendant 5 minutes. Verser sur le porc.
4. Mettez le porc au four et faites-le rôtir pendant 15 à 17 minutes, ou 20 minutes par livre. Toutes les 10 à 15 minutes, arrosez le porc avec la sauce pomme-moutarde.
5. Une fois le filet de porc cuit, retirez-le du four et laissez-le reposer pendant 15 minutes. Ensuite, coupez-le en tranches d'un pouce.
6. Dans une petite casserole, mélanger la fécule de maïs avec la crème. Faites chauffer à feu doux. Ajouter le jus de cuisson dans la casserole et remuer pendant 2 minutes, jusqu'à épaississement. Servir la sauce sur le porc.

Nutrition : Calories : 146 ; Protéines : 13g ; Glucides : 8g ; Lipides : 7g

34. Rôti marocain à la cocotte-minute

Temps de préparation : 15 minutes
Temps de cuisson : 50 minutes
Portions : 4

Ingrédients :
- 8 onces de champignons en tranches
- 4 cuillères à soupe d'huile d'olive extra vierge
- 3 small onions, cut into 2-inch pieces
- 2 cuillères à soupe de paprika
- 1½ cuillère à soupe de garam masala
- 2 cuillères à café de sel
- ¼ cuillère à café de poivre blanc moulu
- 2 cuillères à soupe de pâte de tomate
- 1 petite d'au au au d'é é é é é é en en dés
- 1¼ tasse de bouillon de bœuf à faible teneur en sodium
- ½ cup halved apricots
- 1/3 cup golden raisins
- 3 livres de rôti de poitrine de boeuf
- 2 cuillères à soupe de miel
- 1 tablespoon dried mint
- 2 tasses de riz brun cuit

Directions :
1. Réglez un autocuiseur électrique sur Sauté et mettez les champignons et l'huile dans l'autocuiseur. Faire sauter pendant 5 minutes, puis ajouter les oignons, le paprika, le garam masala, le sel et le poivre blanc. Incorporez le concentré de tomates et continuez à faire sauter.
2. Ajouter l'aubergine et faire sauter pendant 5 minutes supplémentaires, jusqu'à ce qu'elle soit ramollie. Verser le bouillon. Ajouter les abricots et les raisins secs. Saisissez la viande pendant 2 minutes de chaque côté. Fermez et verrouillez le couvercle et réglez

l'autocuiseur à une pression trop élevée pendant 50 minutes.
3. Lorsque la cuisson est terminée, relâchez rapidement la pression. Retirez délicatement le couvercle, puis retirez la viande de la sauce et cassez-la en morceaux. Pendant que la viande est retirée, incorporez le miel et la menthe dans la sauce.
4. Assembler les assiettes avec ½ tasse de riz brun, ½ tasse de sauce pour rôti de pot et 3 à 5 morceaux de rôti de pot.

Nutrition : Calories : 829 ; Protéines : 69g ; Glucides : 70g ; Lipides : 34g

35. Filet de porc Shawarma avec Pitas

Temps de préparation : 15 minutes
Temps de cuisson : 35 minutes
Portions : 8

Ingrédients :
- Pour le mélange d'épices de shawarma :
- 1 cuillère à café de cumin moulu
- 1 cuillère à café de coriandre moulue
- 1 cu cuillère à café de cur cur cur cur cur cur curé
- ¾ cuillère à café de paprika espagnol sucré
- ½ cuillère à café de clou de girofle moulu
- ¼ cuillère à café de sel
- ¼ cuillère à café de poivre noir fraîchement moulu
- 1/8 cuillère à café de cannelle moulue
- Pour le shawarma :
- 1½ livres de filet de porc
- 3 cuillères à soupe d'huile d'olive extra-vierge
- 1 cuillère à soupe de poudre d'ail
- Sel
- Poivre noir fraîchement moulu

- 1½ cuillère à soupe d'épices à shawarma
- 4 pita pockets, halved, for serving
- 1 à 2 tom tom tom tom en tranche pour servir
- ¼ cup Pickled Onions, for serving
- ¼ cup Pickled Turnips, for serving
- ¼ tasse de houmous du commerce ou de houmous ail-citron

Directions :
1. Pour préparer l'assaisonnement du shawarma :
2. Dans un petit bol, mélanger le cumin, la coriandre, le curcuma, le paprika, les clous de girofle, le sel, le poivre et la cannelle et mettre de côté.
3. Pour faire le shawarma :
4. Préchauffez le four à 400°F. Mettez le filet de porc sur une assiette et couvrez-le d'huile d'olive et de poudre d'ail de chaque côté.
5. Saler et poivrer, puis frotter chaque côté du filet avec une quantité généreuse d'épices à shawarma.
6. Placez le filet de porc au centre d'une rôtissoire et faites-le rôtir pendant 20 minutes par livre ou jusqu'à ce que la viande commence à rebondir lorsque vous la piquez.
7. Si vous avez l'impression qu'il y a encore du liquide sous la peau, poursuivez la cuisson. Vérifiez toutes les 5 à 7 minutes jusqu'à ce que la viande atteigne la tendreté désirée et que les jus soient clairs.
8. Retirer le porc du four et laisser reposer pendant 10 minutes. Servir le shawarma de filet de porc avec des pochettes de pita, des tomates, des oignons marinés (si vous en utilisez), des navets marinés (si vous en utilisez) et du houmous.

Nutrition : Calories : 316 Protéines : 29g Glucides : 17g Lipides : 15g

36. Poulet rôti aux herbes

Temps de préparation : 20 minutes
Temps de cuisson : 45 minutes
Portions : 2

Ingrédients :
- 1 cuillère à soupe d'huile d'olive vierge
- 1 poulet entier
- 2 rosemary springs
- 3 gousses d'ail (épluchées)
- 1 citron (coupé en deux)
- 1 cuillère à café de sel de mer
- 1 cuillère à café de poivre noir

Directions :
1. Mettez votre four à 450 degrés F.
2. Prenez votre poulet entier et séchez-le en le tapotant avec du papier absorbant. Puis, frottez-le avec de l'huile d'olive. Retirez les feuilles d'une des branches de romarin et éparpillez-les sur le poulet. Saupoudrez le sel de mer et le poivre noir sur le dessus. Placez l'autre branche entière de romarin dans la cavité du poulet. Ajoutez ensuite les gousses d'ail et les moitiés de citron.
3. Placez le poulet dans une rôtissoire, puis mettez-le au four. Laissez cuire le poulet pendant 1 heure, puis vérifiez que la température interne est d'au moins 165 degrés F. Si le poulet commence à trop brunir, couvrez-le de papier d'aluminium et remettez-le au four pour terminer la cuisson.
4. Lorsque le poulet a atteint la température de cuisson appropriée, retirez-le du four. Laissez-le reposer pendant au moins 20 minutes avant de le découper.
5. Servez avec une grande quantité de légumes rôtis ou cuits à la vapeur ou votre salade préférée.

Nutrition : Calories - 309, Glucides - 1,5 g, Protéines - 27,2 g, Lipides - 21,3 g

37. Bol méditerranéen

Temps de préparation : 25 minutes
Temps de cuisson : 30 minutes
Portions : 2

Ingrédients :
- 2 poitrines de poulet (coupées en 4 moitiés)
- 2 oignons en dés
- 2 bouteilles de marinade citron-poivre
- 2 poivrons verts coupés en dés
- 4 jus de citron
- 8 gousses d'ail écrasées.
- 5 cuillères à café d'huile d'olive
- Feta
- 1 tomate raisin

Directions :
1. 1 courgette en dés de grande taille et 1 de petite taille. Sinon, utilisez deux courgettes en dés de taille moyenne.
2. Sel et poivre (selon le goût souhaité), 4 tasses d'eau.
3. olives Kalamata (autant que vous le souhaitez)
4. 1 tasse de haricots garbanzo

Nutrition : 541 Cal, 34g de protéines, 1423mg de potassium, 12g de fibres, 15g de sucre, 72mg de cholestérol, 4g de graisse, 45g de glucides.

38. Savoureux gigot d'agneau

Temps de préparation : 10 minutes
Temps de cuisson : 20 minutes
Portions : 2

Ingrédients :
- 2 lbs. d'un gigot dés dés dés dés dés dés dés dés dés dés dés dés dés dés dés dés dés dés dés dés dés dés dés dés en morceaux
- 1 cuillère à soupe d'huile d'olive
- 1 c. à c. d'ail en tranches
- 1 tasse de vin rouge
- 1 tasse d'oignon haché
- 2 carottes, coupées en morceaux
- 1 cuillère à café de romarin haché
- 2 cuillères à café de thym, haché
- 1 cuillère à café d'origan, haché
- 1/2 cup beef stock
- 2 cuillères à soupe de concentré de tomates
- Poivre
- Sel

Directions :
1. Ajoutez de l'huile dans la marmite intérieure de la marmite instantanée et réglez la marmite sur le mode sauté.
2. Ajouter la viande et la faire sauter jusqu'à ce qu'elle soit dorée.
3. Ajouter les autres ingrédients et bien mélanger.
4. Fermez la casserole avec le couvercle et faites cuire à haute température pendant 15 minutes.
5. Une fois la cuisson terminée, laissez la pression se relâcher naturellement. Retirez le couvercle.
6. Remuez bien et servez.

Nutrition : Calories 540, Lipides 20,4 g, Glucides 10,3 g, Sucre 4,2 g, Protéines 65,2 g, Cholestérol 204 mg.

39. <u>Choux de Bruxelles et agneau</u>

Temps de préparation : 10 minutes

Temps de cuisson : 30 minutes
Portions : 2
Ingrédients :
- 2 lbs. d'ag d'agneau, coupé en morceaux
- 1 cuillère à soupe de persil haché
- 2 cuillères à soupe d'huile d'olive
- 1 tasse de chou frisé, haché
- 1 cup Brussels sprouts, halved
- 1 tasse de bou bou bou bou de viande
- Poivre
- Sel

Directions :
1. Ajoutez tous les ingrédients dans le pot intérieur de la marmite instantanée et remuez bien.
2. Fermez la casserole avec le couvercle et faites cuire à haute température pendant 30 minutes.
3. Une fois la cuisson terminée, laissez la pression se relâcher naturellement. Retirez le couvercle.
4. Servez et appréciez.

Nutrition : Calories 504, Lipides 23,8 g, Glucides 3,9 g, Sucre 0,5 g, Protéines 65,7 g, Cholestérol 204 mg.

40. <u>**Poulet grillé à l'harissa**</u>

Temps de préparation : 20 minutes
Temps de cuisson : 12 minutes
Portions : 2
Ingrédients :
- Le jus d'un citron
- 1/2 oignon rouge coupé en tranches
- 1 ½ cuillère à café de coriandre
- 1 ½ cuillère à thé de paprika fumé
- 1 cuillère à café de cumin
- 2 cuillères à café de cayenne

- Huile d'olive
- 1 ½ cuillère à café de poivre noir
- Sel Kosher
- 5 onces d'épinards congelés, déc déc décongelés et égouttés
- 8 poulets désossés.

Directions :
1. Prenez un grand bol. Assaisonnez votre poulet avec du sel kosher sur tous les côtés, puis ajoutez les oignons, l'ail, le jus de citron et la pâte de harissa dans le bol.
2. Ajoutez environ 3 cuillères à soupe d'huile d'olive au mélange. Faites chauffer un gril à 459° (un gril d'intérieur ou d'extérieur fonctionne très bien), puis huilez les grilles.
3. Faites griller chaque côté du poulet pendant environ 7 minutes. Sa température devrait atteindre 165 degrés sur un thermomètre, et il devrait être entièrement cuit à ce moment-là.

Nutrition : 142,5 kcal, 4,7g de graisses, 1,2g de graisses saturées, 102mg de sodium, 1,7g de glucides, 107,4mg de cholestérol, 22,1g de protéines.

41. Risotto crémeux au riz avec champignons et thym

Temps de préparation : 20 minutes
Temps de cuisson : 15 minutes
Portions : 2

Ingrédients :
- 2 cuillères à soupe d'huile d'olive
- 1 oignon, finement haché
- 4 garlic cloves, finely chopped
- 13 oz. Riz Arborio

- 4 tasses de champignons tranchés (utilisez n'importe quel type !)
- ½ cup dry white wine
- 2 cuillères à soupe de feuilles de th thym, finement haées
- 6 ½ cups vegetable or chicken stock
- 3 cuillères à soupe de beurre
- ½ cup grated parmesan cheese
- Sel et poivre

Directions :
1. Mettez le bouillon dans une casserole à feu moyen ; il ne doit pas bouillir mais être chaud et fumant.
2. Ajoutez l'huile d'olive dans une grande sauteuse ou une casserole à feu moyen.
3. Ajoutez le riz et remuez pour l'enrober d'huile d'olive, laissez le riz se familiariser avec la saveur de l'oignon et de l'ail, environ 3 minutes.
4. Ajouter les champignons et rem rem remuer pendant qu'ils s'adoucissent d'environ 3 minutes
5. Ajouter les courgettes, l'oignon et l'ail et remuer jusqu'à ce qu'ils ramollissent et deviennent odorants ; environ 3 minutes le vin et remuer pour déglacer les coins de la poêle, laisser réduire pendant environ 3 minutes
6. Add the thyme leaves and stir
7. Ajoutez un trait de bouillon chaud, remuez et laissez-le être absorbé par le riz. Répétez ce processus en ajoutant des traits de bouillon chaud, en remuant et en laissant absorber jusqu'à ce que tout le bouillon ait été utilisé et que le risotto soit crémeux.
8. Incorporer le beurre, le parmesan, le sel et le poivre au risotto, couvrir et laisser reposer pendant au moins 5 minutes. Cette étape est cruciale pour obtenir un risotto crémeux ! Le beurre et le fromage fondent et les

amidons du riz ont le temps de se détendre et de créer une consistance soyeuse et riche.
9. Servir avec un petit supplément de parmesan râpé et quelques feuilles de thym !

Nutrition : Calories : 608 ; Lipides : 19,4 grammes ; Protéines : 23,2 grammes ; Glucides totaux : 80,3 grammes ; Glucides nets : 79,8 grammes.

42. Salade d'orge perlé, d'agrumes et de brocoli

Temps de préparation : 25 minutes
Temps de cuisson : 20 minutes
Portions : 2
Ingrédients :
- 1 ½ tasse d'orge perlé
- 4 ¼ tasses d'eau
- Sel
- 2 oranges, pelées et hachées
- 1 tête de brocoli de taille moyenne-large coupée en fleurons
- 3 oz. de fromage feta, émietté
- 1/3 cup chopped almonds, gently toasted
- 1/3 cup chopped hazelnuts, gently toasted
- ½ tasse de pers persil finement haché
- 3 cuillères à soupe d'huile d'olive
- Sel et poivre

Directions :
1. Mettre l'orge, l'eau et le sel dans une casserole à feu moyen, couvrir et porter à ébullition.
2. Réduire à un frémissement et retirer partiellement le couvercle.

3. Surveillez l'orge et ajoutez un peu d'eau si elle semble se dessécher.
4. Lorsque l'orge est dodue et qu'il ne reste plus de liquide, retirez la casserole du feu et laissez l'orge refroidir un peu.
5. Placez un cuit-vapeur au-dessus d'une casserole d'eau bouillante peu profonde, ajoutez le brocoli dans le cuit-vapeur, couvrez et laissez cuire jusqu'à ce que le brocoli soit juste cuit mais encore croquant et de couleur vive.
6. Mélanger l'orge perlé, le brocoli, la feta, les amandes, les noisettes, le persil, l'huile d'olive, le sel et le poivre dans un saladier et mélanger le tout.

Nutrition : Calories : 569, Lipides : 28,2 grammes, Protéines : 19,1 grammes, Glucides totaux : 80 grammes, Glucides nets : 60 grammes.

43. Salade de betteraves et de fromage de chèvre avec de l'orge grillé

Temps de préparation : 25 minutes
Temps de cuisson : 15 minutes
Portions : 2
Ingrédients :
- 1 ½ tasse d'orge perlé
- 4 ½ tasses d'eau
- Sel
- 1 cuillère à soupe d'huile d'olive
- 2 large fresh beets, peeled and cut into chunks
- 1 cuillère à soupe d'huile d'olive
- Thym frais
- 4 oz. de fromage de chèvre, émietté
- 6 Tbsp. pumpkin seeds, lightly toasted
- 4 tasses d'ép ép ép ép ép épinards en feuilles, ha ha ha ha ha ha ha ha ha ha

- Sel et poivre
- Le jus d'un citron

Directions :
1. Préchauffez le four à 400 degrés Fahrenheit et tapissez une plaque à pâtisserie de papier sulfurisé.
2. Disposez les betteraves sur le plateau, frottez-les avec de l'huile d'olive, saupoudrez-les de sel, de feuilles de thym et de poivre et mettez-les au four pour les faire rôtir pendant environ 30 minutes ou jusqu'à ce qu'elles soient tendres, en les retournant à mi-course.
3. Mettre l'orge, l'eau et le sel dans une casserole à feu moyen, couvrir et porter à ébullition. Réduisez le feu et laissez mijoter l'orge jusqu'à ce qu'il n'y ait plus de liquide et que l'orge soit moelleuse.
4. Mettez les betteraves de côté sur la plaque de cuisson et étalez l'orge cuite sur la plaque, puis glissez-la dans le four pour la faire griller pendant environ 15 minutes (si vous craignez que les betteraves ne soient trop cuites, vous pouvez les transférer dans un saladier à ce stade).
5. Dans un saladier, mélangez les betteraves, l'orge, le fromage de chèvre, les épinards, les graines de citrouille, le sel, le poivre et le jus de citron.
6. Servir chaud ou froid

Nutrition : Calories : 506 ; Lipides : 21,7 grammes ; Protéines : 18,4 grammes ; Total des glucides : 63,8 grammes ; Glucides nets : 50 grammes.

44. Salade de lentilles brunes et halloumi grillé

Temps de préparation : 15 minutes
Temps de cuisson : 15 minutes
Portions : 2
Ingrédients :
- 2 boîtes de lentilles brunes (rincées et égouttées)

- Jus et zeste d'un citron
- 2 tasses de concombre haché (je laisse les graines dedans !)
- ½ tasse de pignons de pin grillés (utilisez des amandes ou des noix de cajou si les pignons de pin sont trop chers dans votre région).
- 2 cuillères à soupe d'huile d'olive
- 14 oz. de fromage halloumi coupé en bandes

Directions :
1. Préchauffez le four à 450 degrés Fahrenheit et tapissez une plaque à pâtisserie de papier sulfurisé.
2. Dans un grand saladier, mélanger les lentilles, le citron, le concombre, les pignons de pin et l'huile d'olive, puis réserver ou réfrigérer pendant la cuisson du halloumi.
3. Placez les tranches de halloumi sur la plaque tapissée et faites-les cuire dans le tiers supérieur du four pendant environ 12 minutes. Retournez les tranches et faites-les cuire jusqu'à ce que l'autre côté soit doré.
4. Servez la salade avec des tranches de halloumi sur le dessus.

Nutrition : Calories : 665 Lipides : 43,7 grammes Protéines : 38 grammes Glucides totaux : 36,7 grammes Glucides nets : 27,5 grammes

45. Couscous israélien avec courgettes, petits pois et feta

Temps de préparation : 15 minutes
Temps de cuisson : 35 minutes
Portions : 2

Ingrédients :
- 2 large zucchinis, cut into rounds
- 2 cuillères à soupe d'huile d'olive
- Sel et poivre

- Brin de romarin
- 1 citron en quart en découp découp 1 citron en quart
- 1 cuillère à soupe d'huile d'olive
- 1 cuillère à soupe de beurre
- 4 garlic cloves, roughly chopped
- 2 tasses de couscous israélien (sec)
- 4 cups chicken or vegetable stock
- Sel et poivre
- 2 tasses de petits pois surgelés, cuits (au micro-ondes, à la vapeur ou à l'eau)
- 4 oz. de fromage feta, émietté

Directions :

1. Préchauffez le four à 400 degrés Fahrenheit et tapissez une plaque à pâtisserie de papier sulfurisé. Déposez les courgettes sur la plaque, frottez-les avec de l'huile d'olive, du sel et du poivre. Emboîtez les quartiers de romarin et de citron dans les courgettes et glissez-les dans le four pour les faire rôtir pendant environ 30 minutes.
2. Pendant que les courgettes cuisent, préparez le couscous : ajoutez l'huile d'olive, le beurre et l'ail dans une sauteuse profonde à feu moyen et laissez le beurre fondre et devenir mousseux. Ajouter le couscous israélien, le mélanger à l'huile et au beurre, et le faire griller pendant environ 5 minutes. Ajouter le bouillon, couvrir et laisser cuire jusqu'à ce que le bouillon se soit évaporé et que le couscous soit tendre.
3. Ajoutez les courgettes, les petits pois et la feta dans la poêle avec le couscous. Prenez les quartiers de citron rôtis et pressez la chair gluante et le jus dans le couscous et mélangez le tout.
4. Servir chaud ou froid !

Nutrition : Calories : 610 ; Lipides : 20 grammes ; Protéines : 23,6 grammes ; Glucides totaux : 86,5 grammes ; Glucides nets : 76,4 grammes.

46. Artichauts à la provençale

Temps de préparation : 5 minutes
Temps de cuisson : 15 minutes
Portions : 2

Ingrédients :
- 1 cuillère à soupe d'huile d'olive
- 1 oignon, grossièrement haché
- 4 garlic cloves, finely chopped
- ½ cup dry white wine
- 4 tomates, coupées en morceaux
- 10 oz. artichoke hearts, quartered
- 1 citron en quart en découp découp 1 citron en quart
- Sel et poivre
- Basilic frais, grossièrement haché ou déchiré

Directions :
1. Ajoutez l'huile d'olive dans une grande sauteuse à feu moyen-élevé.
2. Ajoutez les oignons et l'ail et remuez pendant qu'ils ramollissent pendant environ 5 minutes.
3. Ajoutez le vin et laissez réduire pendant quelques minutes.
4. Ajoutez les artichauts, les tomates, le sel, le poivre et les quartiers de citron, couvrez et faites cuire pendant environ 5 à 8 minutes ou jusqu'à ce que les artichauts soient tendres.
5. Servir avec du basilic frais

Nutrition : Calories : 159 Lipides : 7 grammes Protéines : 2,8 grammes Glucides totaux : 15,5 grammes Glucides nets : 13,5 grammes

47. Salade de boulgour et de poivrons grillés

Temps de préparation : 10 minutes
Temps de cuisson : 30 minutes
Portions : 2

Ingrédients :
- 3 gros poivrons rouges, épépinés et tranchés
- 1 oignon rouge, coupé en tranches
- 2 cuillères à soupe d'huile d'olive
- Sel et poivre
- 2 cuillères à soupe de beurre
- 1 cuillère à soupe d'huile d'olive
- 2 tasses de boulgour (sec)
- 4 tasses d'eau
- Sel

Directions :
1. Préchauffez le four à 400 degrés Fahrenheit et tapissez une plaque à pâtisserie de papier sulfurisé.
2. Répartissez le poivron et l'oignon sur le plateau et frottez-les avec de l'huile d'olive, du sel et du poivre.
3. Faites rôtir le poivron et l'oignon pendant environ 30 minutes, en les remuant une fois, jusqu'à ce qu'ils soient très tendres et légèrement carbonisés et gluants.
4. Ajoutez le beurre et l'huile dans une sauteuse à feu moyen.
5. Lorsque le beurre et l'huile sont chauds, ajoutez le boulgour sec et remuez pour le faire griller pendant environ 2 minutes.
6. Ajoutez l'eau et le sel dans la poêle, couvrez et laissez cuire jusqu'à ce que l'eau se soit évaporée et que le boulgour soit moelleux et tendre.
7. Ajouter le poivron et l'oignon rôtis au boulgour, mélanger et servir.

8. Suggestions d'accompagnement : basilic ou menthe frais et un yaourt grec citronné.

Nutrition : Calories : 428, Lipides : 17 grammes, Protéines : 10 grammes, Glucides totaux : 63 grammes, Glucides nets : 51 grammes

48. <u>Farce aux fruits de mer</u>

Temps de préparation : 25 minutes
Temps de cuisson : 30 minutes
Portions : 2
Ingrédients :
- 1/2 tasse de beurre
- 1/2 tasse de poivron vert haché
- 1/2 tasse d'oignon haché
- 1/2 tasse de céleri haché
- Chair de crabe égouttée et floconneuse
- 1/2 livre de cre crevettes de taille moyenne - pelées et dé dé dé-veinées
- 1/2 tasse de chapel chapelure épic épicée et ass ass ass ass ass ass ass ass ass ass ass ass ass ass ass ass ass ass
- 1 mélange de garniture pour pain de maïs
- 2 tablespoons of white sugar, divided
- 1 boîte de soupe aux champignons condensée (10,75 onces)
- oz. de bouillon de poulet

Directions :
1. Faire fondre le beurre dans une grande poêle à feu moyen. Ajouter le poivron, l'oignon, le céleri, la chair de crabe et les crevettes ; faire bouillir et remuer pendant environ 5 minutes. Mettre de côté.
2. Dans un grand bol, mélangez la farce, la chapelure et 1 cuillère à soupe de sucre.

3. Remuez les légumes et les fruits de mer de la poêle.
4. Ajoutez la crème de champignons et autant de bouillon de poulet que vous le souhaitez. Versez dans un plat à four de 9 x 13 pouces.
5. Faites cuire dans le four préchauffé pendant 30 minutes ou jusqu'à ce que les aliments soient légèrement rôtis.

Nutrition : 344 calories 15,7 g de lipides 28,4 g de glucides 22 g de protéines 94 mg de cholestérol 1141 mg de sodium

49. Scrumptious Salmon Cakes

Temps de préparation : 15 minutes
Temps de cuisson : 15 minutes
Portions : 2
Ingrédients :
- 2 boîtes de saumon, égouttées et émiettées
- 3/4 de tasse de chapel de pain italien
- 1/2 tasse de persil frais haché
- 2 œufs, battus
- 2 oignons verts, émincés
- 2 cuillères à café d'herbes de la mer
- 1 1/2 cuillère à café de poivre noir moulu
- 1 1/2 cuillère à café de poudre d'ail
- 3 cuillères à soupe de sauce Worcestershire
- 2 cuillères à soupe de moutarde de Dijon
- 3 cuillères à soupe de par parmesan r r r râpé
- 2 cuillères à soupe de vinaigrette crémeuse
- 1 cuillère à soupe d'huile d'olive

Directions :
1. Combiner le saumon, la chapelure, le persil, les œufs, les oignons verts, les herbes de fruits de mer, le poivre noir, la poudre d'ail, la sauce Worcestershire, le fromage parmesan, la moutarde de Dijon et la

vinaigrette crémeuse ; diviser et façonner en huit galettes.
2. Faites chauffer l'huile d'olive dans une grande poêle à feu moyen. Faites cuire les galettes de saumon par portions jusqu'à ce qu'elles soient dorées, de 5 à 7 minutes par côté. Répétez l'opération, si nécessaire, en ajoutant de l'huile d'olive.

Nutrition : 263 calories, 12,3 g de lipides, 10,8 g de glucides, 27,8 g de protéines, 95 mg de cholestérol, 782 mg de sodium.

50. <u>Pâtes aux fruits de mer cajun</u>

Temps de préparation : 15 minutes
Temps de cuisson : 16 minutes
Portions : 2
Ingrédients :
- 2 tasses de crème chantilly épaisse
- 1 cuillère à soupe de basilic frais haché
- 1 cuillère à soupe de thym frais haché
- 2 cuillères à café de sel
- 2 cuillères à café de poivre noir moulu
- 1 1/2 cuillère à café de flocons de piment rouge moulus
- 1 cuillère à café de poivre blanc moulu
- 1 tasse d'oignons verts hachés
- 1 tasse de persil haché
- 1/2 shrimp, peeled
- 1/2 tasse de Saint-Jacques
- 1/2 tasse de fromage suisse râpé
- 1/2 tasse de fromage Par Par Par Par Par Par r r
- 1 livre de pâ pâtes f fettu duc f f fettu du f f f f f f f f f

Directions :
1. Faites cuire les pâtes dans une grande casserole d'eau bouillante salée jusqu'à ce qu'elles soient al dente.

2. Pendant ce temps, versez la crème dans une grande poêle. Faites-la cuire à feu moyen en remuant constamment jusqu'à ébullition. Réduire le feu et ajouter les épices, le sel, le poivre, les oignons et le persil. Laissez mijoter pendant 7 à 8 minutes ou jusqu'à ce que le mélange soit épais.
3. Remuer les fruits de mer et faire cuire jusqu'à ce que les crevettes ne soient plus transparentes. Incorporer le fromage et bien mélanger.
4. Égoutter les pâtes. Servez la sauce sur les nouilles.

Nutrition : 695 calories, 36,7 grammes de graisse, 62,2 g de glucides, 31,5 g de protéines, 193 mg de cholestérol, 1054 mg de sodium.

51. Enchiladas aux fruits de mer

Temps de préparation : 15 minutes
Temps de cuisson : 30 minutes
Portions : 2

Ingrédients :
- 1 oignon, émincé
- 1 cuillère à soupe de beurre
- 1/2 livre de chair de crabe frais
- 1/4 de livre de crevettes - pelées, évidées et hachées grossièrement
- 8 grammes de fromage Colby
- 6 tortillas de farine (10 pouces)
- 1 cup half and half cream
- 1/2 tasse de crème sur sur pour la crème
- 1/4 tasse de beurre fon du beurre fon du beurre fon du beurre du beurre
- 1 1/2 cuillère à café de persil séché
- 1/2 cuillère à café de sel à l'ail

Directions :

1. Préchauffez le four à 175°C (350°F).
2. Dans une grande poêle, faites revenir les oignons dans 1 cuillère à soupe de beurre jusqu'à ce qu'ils soient transparents. Retirez la poêle du feu et incorporez la chair de crabe et les crevettes. Râpez le fromage et mélangez la moitié des fruits de mer.
3. Déposer une grande cuillère du mélange dans chaque tortilla. Roulez les tortillas autour du mélange et placez-les dans un plat de cuisson de 9 x 13 pouces.
4. Dans une casserole à feu moyen, mélanger la moitié et la moitié, la crème sure, 1/4 de tasse de beurre, le persil et le sel d'ail. Remuez jusqu'à ce que le mélange soit tiède et mélangé. Versez la sauce sur les enchiladas et saupoudrez avec le reste du fromage.
5. Faites cuire dans le four préchauffé pendant 30 minutes.

Nutrition : 607 calories, 36,5 g de lipides, 42,6 g de glucides, 26,8 g de protéines, 136 mg de cholestérol, 1078 mg de sodium.

52. Galettes de thon faciles

Temps de préparation : 15 minutes
Temps de cuisson : 10 minutes
Portions : 2
Ingrédients :
- 2 cuillères à café de jus de citron
- 3 cuillères à soupe de Parmesan r r r râpé
- 2 œufs
- 10 cuillères à soupe de chapel chapelure italienne
- 3 boîtes de thon, égouttées
- 3 cuillères à soupe d'oignons en dés
- 1 pincée de poivre noir moulu
- 3 cuillères à soupe d'huile végétale

Directions :
1. Battez les œufs et le jus de citron dans un bol.
2. Incorporer le parmesan et la chapelure pour obtenir une pâte.
3. Ajouter le thon et l'oignon jusqu'à ce que tout soit bien mélangé. Assaisonner de poivre noir. Former le mélange de thon en huit galettes de 1 pouce d'épaisseur.
4. Faites chauffer l'huile végétale dans une poêle à feu moyen ; faites frire les galettes jusqu'à ce qu'elles soient dorées, environ 5 minutes de chaque côté.

Nutrition : 325 calories 15,5 g de lipides 13,9 g de glucides 31,3 g de protéines 125 mg de cholestérol 409 mg de sodium

53. Tacos au poisson

Temps de préparation : 40 minutes
Temps de cuisson : 15 minutes
Portions : 2

Ingrédients :
- 1 tasse de farine
- 2 cuillères à soupe de farine de maïs
- 1 cuillère à café de levure chimique
- 1/2 cuillère à café de sel
- 1 œuf
- 1 tasse de bière
- 1/2 tasse de yaourt
- 1/2 tasse de mayonnaise
- 1 citron vert, avec son jus
- 1 jalapeño é é é é é é é
- 1 c. Finely chopped capers
- 1/2 cuillère à café d'origan séché
- 1/2 cuillère à café de cumin moulu
- 1/2 cuillère à café d'aneth séché

- 1 cuillère à café de poivre de Cayenne moulu
- 1 litre d'huile pour la friture
- 1 pound of cod fillets, 2-3 ounces each
- 8 tortillas de maïs
- 1/2 medium cabbage, finely shredded

Directions :
1. Préparer la pâte à la bière : mélanger la farine, la maïzena, la levure chimique et le sel dans un grand bol. Mélangez l'œuf et la bière et incorporez-les rapidement au mélange de farine.
2. Pour faire une sauce blanche : combinez le yaourt et la mayonnaise dans un bol moyen. Ajouter progressivement le jus de citron vert frais jusqu'à ce qu'il soit légèrement fluide. Assaisonner avec le jalapeño, les câpres, l'origan, le cumin, l'aneth et le poivre de Cayenne.
3. Faites chauffer l'huile dans une poêle à frire.
4. Saupoudrez légèrement le poisson de farine. Plongez-le dans la pâte à la bière et faites-le frire jusqu'à ce qu'il soit croustillant et doré.
5. Egoutter sur du papier absorbant. Chauffez les tortillas. Placez le poisson frit dans une tortilla et garnissez-la de chou râpé et de sauce blanche.

Nutrition : 409 calories ; 18,8 g de lipides ; 43 grammes de glucides ; 17,3 g de protéines ; 54 mg de cholestérol ; 407 mg de sodium.

54. Filets de saumon noircis

Temps de préparation : 15 minutes
Temps de cuisson : 10 minutes
Portions : 2
Ingrédients :
- 2 cuillères à soupe de poudre de paprika

- 1 cuillère à soupe de poudre de poivre de Cayenne
- 1 cuillère à soupe de poudre d'oignon
- 2 cuillères à café de sel
- 1/2 cuillère à café de poivre blanc moulu
- 1/2 cuillère à café de poivre noir moulu
- 1/4 cuillère à café de thym séché
- 1/4 cuillère à café de basilic séché
- 1/4 cuillère à café d'origan séché
- 4 salmon fillets, skin and bones removed
- 1/2 tasse de beurre non du du beurre fond fond du beurre non du beurre fond fond fond du beurre non du beurre fond

Directions :

1. Combiner le poivron, le poivre de Cayenne, la poudre d'oignon, le sel, le poivre blanc, le poivre noir, le thym, le basilic et l'origan dans un petit bol.
2. Badigeonner les filets de saumon avec 1/4 de tasse de beurre et les saupoudrer uniformément du mélange de poivre de Cayenne. Saupoudrer chaque filet avec ½ du beurre restant.
3. Faites cuire le saumon dans une grande poêle à fond épais, jusqu'à ce qu'il soit foncé, de 2 à 5 minutes. Retournez les filets, arrosez-les avec le reste du beurre et faites-les cuire jusqu'à ce que le poisson se détache facilement à la fourchette.

Nutrition : 511 calories 38,3 grammes de lipides 4,5 grammes de glucides 37,4 g de protéines 166 mg de cholestérol 1248 mg de sodium

DINER

55. Chou de Savoie avec sauce à la crème de coco

Temps de préparation : 5 minutes
Temps de cuisson : 20 minutes
Portions : 4

Ingrédients :
- 3 cuillères à soupe d'huile d'olive
- 1 oignon, haché
- 4 gousses d'ail é é é é é é é
- 1 head savoy cabbage, chopped finely
- 2 tasses de bouillon d'os
- 1 cup coconut milk, freshly squeezed
- 1 feuille de laurier
- Sel et poivre au goût
- 2 cuillères à soupe de persil haché

Directions :
1. Faites chauffer l'huile dans une casserole pendant 2 minutes.
2. Incorporer les oignons, la feuille de laurier et l'ail jusqu'à ce qu'ils soient parfumés, environ 3 minutes.
3. Ajoutez le reste des ingrédients, sauf le persil, et mélangez bien.
4. Couvrir la casserole, porter à ébullition et laisser mijoter pendant 5 minutes ou jusqu'à ce que le chou soit tendre au goût.
5. Incorporer le persil et servir.

Nutrition : Calories : 195 ; Glucides : 12.3g ; Protéines : 2.7g ; Lipides : 19.7g

56. Champignons au beurre à cuisson lente

Temps de préparation : 10 minutes
Temps de cuisson : 10 minutes
Portions : 2
Ingrédients :
- 2 cuillères à soupe de beurre
- 2 cuillères à soupe d'huile d'olive
- 3 g g gousses d'ail é
- 16 ounces de champignons bruns frais, en tranche
- 7 ounces fresh shiitake mushrooms, sliced
- Une pincée de thym
- Sel et poivre au goût

Directions :
1. Faites chauffer le beurre et l'huile dans une casserole.
2. Faites sauter l'ail jusqu'à ce qu'il soit odorant, environ 1 minute.
3. Incorporer le reste des ingrédients et faire cuire jusqu'à ce qu'ils soient tendres, environ 9 minutes.

Nutrition : Calories : 192 ; Glucides : 12.7g ; Protéines : 3.8g ; Lipides : 15.5g

57. Chaudrée de courge à la vapeur

Temps de préparation : 20 minutes
Temps de cuisson : 40 minutes
Portions : 4
Ingrédients :
- 3 tasses de bouillon de poulet
- 2 tbsp. ghee
- 1 cuillère à café de poudre de chili
- ½ cuillère à café de cumin
- 1 ½ cuillère à café de sel

- 2 cuillères à café de cannelle
- 3 cuillères à soupe d'huile d'olive
- 2 carottes, coupées en morceaux
- 1 small yellow onion, chopped
- 1 pomme verte, coupée en tranches et év évidée
- 1 grosse courge butternut, pelée, épépinée et coupée en cubes de ½ po.

Directions :
1. Dans une grande casserole, faire fondre le ghee à feu moyen-élevé.
2. Une fois que le ghee est chaud, faire sauter les oignons pendant 5 minutes ou jusqu'à ce qu'ils soient tendres et translucides.
3. Ajouter l'huile d'olive, la poudre de chili, le cumin, le sel et la cannelle. Faire sauter pendant une demi-minute.
4. Ajouter la courge et les pommes hachées.
5. Faire sauter pendant 10 minutes en remuant de temps en temps.
6. Ajouter le bouillon, couvrir et faire cuire à feu moyen pendant vingt minutes ou jusqu'à ce que les pommes et la courge soient tendres.
7. À l'aide d'un mélangeur à immersion, réduire la chaudrée en purée. Ajustez la consistance en ajoutant de l'eau.
8. Ajouter plus de sel ou de poivre selon l'envie.
9. Servez et appréciez.

Nutrition : Calories : 228 ; Glucides : 17.9g ; Protéines : 2.2g ; Lipides : 18.0g

58. Courgettes à la vapeur - Paprika

Temps de préparation : 15 minutes
Temps de cuisson : 30 minutes

Portions : 2
Ingrédients :
- 4 cuillères à soupe d'huile d'olive
- 3 g g gousses d'ail é
- 1 oignon, haché
- 3 zucchinis de taille moyenne, en fines tranches
- Une pincée de paprika
- Sel et poivre au goût

Directions :
1. Placez tous les ingrédients dans le pot instantané.
2. Remuez bien pour combiner tous les ingrédients.
3. Fermez le couvercle et assurez-vous que la valve de dégagement de la vapeur est réglée sur "Ventilation".
4. Appuyez sur la touche "Slow Cook" et réglez le temps de cuisson sur 4 heures.
5. Au milieu de la cuisson, ouvrez le couvercle et remuez bien pour faire dorer l'autre côté.

Nutrition : Calories : 93 ; Glucides : 3.1g ; Protéines : 0.6g ; Lipides : 10.2g

59. Choux de Bruxelles et carottes sautés à la poêle

Temps de préparation : 10 minutes
Temps de cuisson : 15 minutes
Portions : 6
Ingrédients :
- 1 c. à c. de vina vina du c c c c c c c c
- 1/3 tasse d'eau
- 1 lb. Brussels sprouts, halved lengthwise
- 1 livre de car car car car car car car car car car car car car coupe en di di di di di di di en ½ po d'épaisseur
- 3 tbsp. unsalted butter, divided

- 2 c. à s. d'éch éch éch éch éch éch éch éch éch éch 2 c. à s. d'éch éch éch éch 2 c. à s.
- ½ cuillère à café de poivre
- ¾ cuillère à café de sel

Directions :
1. Sur feu moyen-élevé, placez une poêle antiadhésive de taille moyenne et faites chauffer 2 cuillères à soupe de beurre.
2. Ajoutez les échalotes et faites-les cuire jusqu'à ce qu'elles soient ramollies, environ une à deux minutes, en remuant de temps en temps.
3. Ajouter le sel au poivre, les choux de Bruxelles et les carottes. Faire sauter jusqu'à ce que les légumes commencent à brunir sur les bords, environ 3 à 4 minutes.
4. Ajouter l'eau, faire cuire et couvrir.
5. Après 5 à 8 minutes, ou lorsque les légumes sont déjà tendres, ajouter le reste du beurre.
6. Si nécessaire, assaisonnez avec plus de poivre et de sel selon votre goût.
7. Eteignez le feu, transférez sur un plat, servez et appréciez.

Nutrition : Calories : 98 ; Glucides : 13.9g ; Protéines : 3.5g ; Lipides : 4.2g

60. Aubergines sautées

Temps de préparation : 10 minutes
Temps de cuisson : 30 minutes
Portions : 2
Ingrédients :
- 1 cuillère à café de fécule de maïs + 2 cuillères à soupe d'eau, mélangées
- 1 cuillère à café de sucre brun

- 2 cuillères à soupe de sauce d'huître
- 1 c. à soupe de sauce poisson
- 2 cuillères à soupe de sauce soja
- ½ tasse de basil basil basil frais
- 2 cuillères à soupe d'huile
- ¼ tasse d'eau
- 2 cups Chinese eggplant, spiral
- 1 chili rouge
- 6 g g gousses d'ail é é é é é é
- ½ oignon violet, é
- 1 paquet de 3 oz de tofu ferme de taille moyenne coupé en tranches

Directions :
1. Préparer la sauce en mélangeant la fécule de maïs et l'eau dans un petit bol. Dans un autre bol, mélanger le sucre brun, la sauce d'huître et la sauce de poisson et mettre de côté.
2. Sur feu moyen-élevé, placez une grande casserole antiadhésive et faites chauffer 2 cuillères à soupe d'huile. Faire sauter le chili, l'ail et l'oignon pendant 4 minutes. Ajouter le tofu et faire sauter pendant 4 minutes.
3. Ajouter les nouilles d'aubergine et faire sauter pendant 10 minutes. Si la poêle s'assèche, ajouter de l'eau par petites quantités pour humidifier la poêle et faire cuire les nouilles.
4. Verser la sauce et bien mélanger. Une fois la sauce frémissante, ajoutez lentement la fécule de maïs tout en continuant à mélanger vigoureusement. Une fois la sauce épaissie, ajoutez le basilic frais et laissez cuire pendant une minute.
5. Retirer du feu, transférer sur un plat de service et déguster.

Nutrition : Calories : 369 ; Glucides : 28.4g ; Protéines : 11.4g ; Lipides : 25.3g

61. Légumes d'été

Temps de préparation : 20 minutes
Temps de cuisson : 1 heure 40 minutes minute
Portions : 6

Ingrédients :
- 1 cuillère à café de marjolaine séchée
- 1/3 de tasse de fromage Parmesan
- 1 petite aubergine, tranchée en cercles de ¼ pouce d'épaisseur
- 1 petite courge d'été, pelée et coupée en diagonale sur une épaisseur de ¼ pouce
- 3 grandes tomates, tranchées en cercles de ¼ pouce d'épaisseur
- ½ cup dry white wine
- ½ teaspoon freshly ground pepper, divided
- ½ cuillère à café de sel, divisée
- 5 cloves garlic, sliced thinly
- 2 cups leeks, sliced thinly
- 4 tbsp. extra-virgin olive oil, divided

Directions :
1. Sur feu moyen, placez une grande casserole antiadhésive et faites chauffer 2 cuillères à soupe d'huile.
2. Faire sauter l'ail et les poireaux pendant 6 minutes ou jusqu'à ce que l'ail commence à brunir. Assaisonner de poivre et de sel, ¼ de cuillère à café chacun.
3. Verser le vin et faire cuire pendant une autre minute. Transférer dans un plat de cuisson de 2 litres.
4. Dans le plat de cuisson, disposer en alternance l'aubergine, la courge d'été et les tomates. Procéder

ainsi jusqu'à ce que le plat soit recouvert de légumes. S'il y a un excédent de légumes, le conserver pour une utilisation ultérieure.
5. Assaisonner avec le reste du poivre et du sel. Arroser du reste de l'huile d'olive et mettre au four préchauffé à 425oF.
6. Faire cuire au four pendant 75 minutes. Retirer du four et garnir de marjolaine et de fromage.
7. Remettre au four et cuire pendant 15 minutes de plus ou jusqu'à ce que les légumes soient tendres et que les bords soient dorés.
8. Laissez refroidir pendant au moins 5 minutes avant de servir.

Nutrition : Calories : 150 ; Glucides : 11.8g ; Protéines : 3.3g ; Lipides : 10.8g

62. <u>Bok Choy sauté</u>

Temps de préparation : 5 minutes
Temps de cuisson : 13 minutes
Portions : 4

Ingrédients :
- 3 cuillères à soupe d'huile de noix de coco
- 4 gousses d'ail é é é é é é
- 1 oignon, haché
- 2 heads bok choy, rinsed and chopped
- 2 cuillères à café d'aminos de noix de coco
- Sel et poivre au goût
- 2 cuillères à soupe d'huile de sésame
- 2 tbsp. sesame seeds, toasted

Directions :
1. Faites chauffer l'huile dans une casserole pendant 2 minutes.

2. Faites sauter l'ail et les oignons jusqu'à ce qu'ils soient parfumés, environ 3 minutes.
3. Incorporer le bok choy, les aminos de noix de coco, le sel et le poivre.
4. Couvrir la casserole et faire cuire pendant 5 minutes.
5. Remuez et poursuivez la cuisson pendant encore 3 minutes.
6. Arroser d'huile de sésame et de graines de sésame sur le dessus avant de servir.

Nutrition : Calories : 358 ; Glucides : 5.2g ; Protéines : 21.5g ; Lipides : 28.4g

63. Légumes d'été dans un pot instantané

Temps de préparation : 10 minutes
Temps de cuisson : 7 minutes
Portions : 6

Ingrédients :
- 2 tasses d'okra, tranché
- 1 tasse de tomates raisin
- 1 tasse de champignons émincés
- 1 ½ cups onion, sliced
- 2 tasses de poivron, tranché
- 2 ½ tasses de courgettes, tranchées
- 2 cuillères à soupe de basilic haché
- 1 cuillère à soupe de thym, haché
- ½ tasse de vinaigre balsamique
- ½ tasse d'huile d'olive
- Sel et poivre

Directions :
1. Placez tous les ingrédients dans le pot instantané.
2. Remuez le contenu et fermez le couvercle.
3. Fermez le couvercle et appuyez sur le bouton Manuel.
4. Réglez le temps de cuisson à 7 minutes.

5. Faites un relâchement rapide de la pression.
6. Une fois refroidie, divisez-la en portions égales, conservez-la dans le récipient de votre choix et réfrigérez-la jusqu'au moment de la consommer.

Nutrition : Calories par portion : 233 ; Glucides : 7g ; Protéines : 3g ; Lipides : 18g

64. <u>Somptueuse soupe à la tomate</u>

Temps de préparation : 10 minutes
Temps de cuisson : 30 minutes
Portions : 2

Ingrédients :
- Poivre et sel à volonté
- 2 cuillères à soupe de concentré de tomates
- 1 ½ tasse de bouillon de légumes
- 1 cuillère à soupe de persil haché
- 1 cuillère à soupe d'huile d'olive
- 5 gousses d'ail
- ½ medium yellow onion
- 4 grosses tomates mûres

Directions :
1. Préchauffer le four à 350oF.
2. Couper l'oignon et les tomates en fins quartiers. Les placer sur une plaque à pâtisserie à rebord. Assaisonner avec le persil, le poivre, le sel et l'huile d'olive. Mélanger pour bien combiner le tout. Cacher les gousses d'ail à l'intérieur des tomates pour éviter qu'elles ne brûlent.
3. Mettez au four et faites cuire pendant 30 minutes.
4. Dans une casserole moyenne, porter le bouillon de légumes à ébullition. Ajouter le concentré de tomates.

5. Verser le mélange de tomates cuites dans la marmite. Continuez à faire mijoter pendant 10 minutes supplémentaires.
6. Avec un mixeur plongeant, réduire la soupe en purée.
7. Ajustez le sel et le poivre au goût avant de servir.

Nutrition : Calories : 179 ; Glucides : 26.7g ; Protéines : 5.2g ; Lipides : 7.7g

65. Salsa avocat-pêche sur espadon grillé

Temps de préparation : 15 minutes
Temps de cuisson : 12 minutes
Portions : 2

Ingrédients :
- 1 gousse d'ail, émincée
- 1 jus de citron
- 1 c. à c. de vina du c c c de pomme
- 1 cuillère à soupe d'huile de coco
- 1 cuillère à café de miel
- 2 filets d'espadon (environ 4oz chacun)
- Une pincée de poivre de Cayenne
- Une pincée de poivre et de sel

Ingrédients de la salsa :
- ¼ red onion, finely chopped
- ½ tasse de coriandre, finement hachée
- 1 avocat coupé en deux et en dés
- 1 gousse d'ail, émincée
- 2 peaches, seeded and diced
- Jus d'un citron vert
- Sel au goût

Directions :
1. Dans un plat peu profond, mélanger tous les ingrédients de la marinade pour espadon, sauf les filets. Bien mélanger puis ajouter les filets à la

marinade. Placer au réfrigérateur pendant au moins une heure.
2. Pendant ce temps, créer la salsa en mélangeant tous les ingrédients de la salsa dans un bol moyen. Mettez au réfrigérateur pour refroidir.
3. Préchauffez le gril et faites griller le poisson à feu moyen après l'avoir mariné jusqu'à ce qu'il soit cuit, environ 4 minutes par côté.
4. Placez chaque filet cuit sur une assiette de service, garnissez-le de la moitié de la salsa, servez et appréciez.

Nutrition : Calories : 416 ; Glucides : 21g ; Protéines : 30g ; Lipides : 23.5g

66. <u>Flétan pané et épicé</u>

Temps de préparation : 10 minutes
Temps de cuisson : 15 minutes
Portions : 4

Ingrédients :
- ¼ de tasse de cib ie fraîche ha ha ha ha ha ha ha
- ¼ de tasse d'an d'an d'an d'an ier frais ha ha ha ha
- ¼ cuillère à café de poivre noir moulu
- ¾ cup panko breadcrumbs
- 1 cuillère à soupe d'huile d'olive extra-vierge
- 1 teaspoon finely grated lemon zest
- 1 cuillère à café de sel de mer
- 1/3 tasse de pers pers pers pers pers pers pers frais ha ha ha ha
- 4 morceaux de filets de flétan de 6 oz

Directions :
1. Tapisser une plaque à pâtisserie de papier d'aluminium, la graisser avec un aérosol de cuisson et préchauffer le four à 400oF.

2. Dans un petit bol, mélanger le poivre noir, le sel marin, le zeste de citron, l'huile d'olive, la ciboulette, l'aneth, le persil et la chapelure. Si nécessaire, ajouter plus de sel au goût. Mettre de côté.
3. Pendant ce temps, laver les filets de flétan à l'eau froide du robinet. Séchez-les avec du papier absorbant et placez-les sur la plaque à pâtisserie préparée.
4. Déposer généreusement le mélange de chapelure sur les filets de flétan. S'assurer que les filets sont recouverts du mélange de chapelure. Appuyez sur le mélange de chapelure sur chaque filet.
5. Mettez au four et faites cuire pendant 10-15 minutes ou jusqu'à ce que le poisson soit floconneux et que la garniture de chapelure soit déjà légèrement dorée.

Nutrition : Calories : 336.4 ; Protéines : 25.3g ; Lipides : 25.3g ; Glucides : 4.1g

67. Baies et calamars grillés

Niveau de difficulté : Niveau novice
Temps de préparation : 10 minutes
Temps de cuisson : 5 minutes
Portions : 4

Ingrédients :
- ¼ cup dried cranberries
- ¼ tasse d'huile d'olive extra vierge
- ¼ tasse d'huile d'olive
- ¼ cup sliced almonds
- ½ citron, avec son jus
- ¾ cup blueberries
- 1 ½ pounds calamari tube, cleaned
- 1 pomme gr gr gr gr gr gr gr gr gr gr gr gr gr en tranche fine

- 1 c. à c. de jus de citron frais
- 2 cuillères à soupe de vinaigre de cidre de pomme
- 6 tasses d'épinards frais
- Poivre fraîchement râpé, selon le goût
- Sel marin au goût

Directions :
1. Dans un petit bol, préparer la vinaigrette en mélangeant bien les cuillères à soupe de jus de citron, le vinaigre de cidre de pomme et l'huile d'olive extra vierge. Assaisonner de poivre et de sel au goût. Mettre de côté.
2. Allumez le gril à feu moyen et laissez les grilles chauffer pendant une minute ou deux.
3. Dans un grand bol, ajoutez l'huile d'olive et le tube de calamars. Assaisonnez généreusement les calamars avec du poivre et du sel.
4. Placez les calamars assaisonnés et huilés sur la grille chauffée et faites-les griller jusqu'à ce qu'ils soient cuits ou opaques. Cela représente environ deux minutes par côté.
5. Pendant que vous attendez que les calamars cuisent, vous pouvez combiner les amandes, les canneberges, les myrtilles, les épinards et la pomme coupée en fines tranches dans un grand saladier. Remuez pour mélanger.
6. Retirer les calamars cuits du gril et les transférer sur une planche à découper. Couper en anneaux de ¼ de pouce d'épaisseur et les jeter dans le saladier.
7. Arroser de vinaigrette et bien mélanger pour enrober la salade.
8. Servez et appréciez !

Nutrition : Calories : 567;Lipides : 24,5g;Protéines : 54,8g ; Glucides : 30,6g

POISSONS ET FRUITS DE MER

68. Salsa à la noix de coco sur des tacos de poisson aux chipotles

Temps de préparation : 10 minutes
Temps de cuisson : 10 minutes
Portions : 4

Ingrédients :
- ¼ de tasse de cor cor cor cor cor frais ha ha ha ha ha ha ha ha
- ½ cup seeded and finely chopped plum tomato
- 1 cup peeled and finely chopped mango
- 1 lime coupé en morceaux
- 1 c. à c. de poudre de poudre de chip en poudre de Ch Ch Ch Ch Ch Ch Ch Ch Ch Ch en poudre
- 1 cuillère à soupe d'huile de carthame
- 1/3 cup finely chopped red onion
- 10 tbsp. fresh lime juice, divided
- 4 6-oz boneless, skinless cod fillets
- 5 cuillères à soupe de noix de coco râpée non sucrée séchée
- 8 pcs de tortillas de 6 pouces, chauffées

Directions :
1. Mélangez bien la poudre de Chili, l'huile et 4 cuillères à soupe de jus de citron vert dans un plat de cuisson en verre. Ajouter la morue et laisser mariner pendant 12 à 15 minutes. Retourner une fois à la moitié du temps de marinade.
2. Préparez la salsa en mélangeant la noix de coco, 6 c. à soupe de jus de lime, la coriandre, les oignons, les

tomates et les mangues dans un bol moyen. Mettre de côté.
3. Chauffez une poêle à griller à feu vif. Placez la morue et faites-la griller pendant quatre minutes de chaque côté en la retournant une seule fois.
4. Une fois cuit, couper le cabillaud en gros flocons et le répartir uniformément sur la tortilla.
5. Répartir uniformément la salsa sur le cabillaud et servir avec des quartiers de citron vert.

Nutrition : Calories : 477 ; Protéines : 35.0g ; Lipides : 12.4g ; Glucides : 57.4g

69. <u>Morue cuite au four en croûte d'herbes</u>

Temps de préparation : 5 minutes
Temps de cuisson : 10 minutes
Portions : 4
Ingrédients :
- ¼ cup honey
- ¼ cuillère à café de sel
- ½ tasse de p p p p p p p p
- ½ cuillère à café de poivre
- 1 cuillère à soupe d'huile d'olive extra-vierge
- 1 c. à c. de jus de citron
- 1 cuillère à café de basilic séché
- 1 cuillère à café de persil séché
- 1 cuillère à café de romarin
- 4 morceaux de file filets de mor mor mor mor 4 oz

Directions :
1. Avec de l'huile d'olive, graisser un moule de 9 x 13 pouces et préchauffer le four à 375oF.
2. Dans un sac à fermeture éclair, mélanger le panko, le romarin, le sel, le poivre, le persil et le basilic.

3. Répartir uniformément les filets de morue dans le plat préparé et arroser de jus de citron.
4. Badigeonnez ensuite les filets de miel sur tous les côtés. Jetez le miel restant s'il y en a.
5. Répartir ensuite uniformément le mélange de panko sur les filets de cabillaud.
6. Mettez au four et faites cuire pendant dix minutes ou jusqu'à ce que le poisson soit cuit.
7. Servez et appréciez.

Nutrition : Calories : 137 ; Protéines : 5g ; Lipides : 2g ; Glucides : 21g

70. <u>Bol de nouilles aux crevettes à l'ail cajun</u>

Temps de préparation : 10 minutes
Temps de cuisson : 15 minutes
Portions : 2
Ingrédients :
- ½ cuillère à café de sel
- 1 oignon, coupé en tranches
- 1 poivron rouge, coupé en tranches
- 1 c. à soupe de beurre
- 1 cuillère à café de granules d'ail
- 1 cuillère à café de poudre d'oignon
- 1 cuillère à café de paprika
- 2 large zucchinis, cut into noodle strips
- 20 jumbo shrimps, shells removed and deveined
- 3 g gousses d'ail é é é é é é
- 3 cu.à c. de ghee
- Une pincée de poivre de Cayenne
- Une pincée de flocons de piment rouge

Directions :
1. Préparer l'assaisonnement cajun en mélangeant la poudre d'oignon, les granulés d'ail, les flocons de

poivre, le poivre de Cayenne, le paprika et le sel. Mélanger les crevettes pour les enrober de l'assaisonnement.
2. Dans une poêle, faites chauffer le ghee et faites sauter l'ail. Ajoutez le poivron rouge et les oignons et continuez à faire sauter pendant 4 minutes.
3. Ajouter les crevettes Cajun et cuire jusqu'à ce qu'elles soient opaques. Mettre de côté.
4. Dans une autre poêle, faire chauffer le beurre et faire sauter les nouilles de courgettes pendant trois minutes.
5. Assembler en plaçant les crevettes cajun sur les nouilles de courgette.

Nutrition : Calories : 712 ; Lipides : 30.0g ; Protéines : 97.8g ; Glucides : 20.2g

71. Crevettes folles Saganaki

Temps de préparation : 10 minutes
Temps de cuisson : 10 minutes
Portions : 4

Ingrédients :
- ¼ cuillère à café de sel
- ½ tasse de Chardonnay
- ½ tasse de fromage feta grec ém ém émietté ½ tasse de fromage feta grec
- 1 medium bulb. fennel, cored and finely chopped
- 1 petit piment du Chili, épépiné et émincé
- 1 cuillère à soupe d'huile d'olive extra-vierge
- 12 jumbo shrimps, peeled and deveined with tails left on
- 2 tbsp. lemon juice, divided
- 5 scallions sliced thinly
- Poivre au goût

Directions :

1. Dans un bol moyen, mélanger le sel, le jus de citron et les crevettes.
2. Sur feu moyen, placez une poêle à saganaki (ou une grande casserole antiadhésive) et faites chauffer l'huile.
3. Faire sauter le piment, les oignons verts et le fenouil pendant 4 minutes ou jusqu'à ce qu'ils commencent à brunir et soient déjà tendres.
4. Ajouter le vin et faire sauter pendant une autre minute.
5. Déposer les crevettes sur le fenouil, couvrir et cuire pendant 4 minutes ou jusqu'à ce que les crevettes soient roses.
6. Retirer juste les crevettes et les transférer dans une assiette.
7. Ajouter le poivre, la feta et 1 c. à soupe de jus de citron dans la poêle et faire cuire pendant une minute ou jusqu'à ce que le fromage commence à fondre.
8. Pour servir, placer le mélange de fromage et de fenouil sur une assiette de service et garnir de crevettes.

Nutrition : Calories : 310 ; Protéines : 49.7g ; Lipides : 6.8g ; Glucides : 8.4g

72. <u>Chaudrée de poisson au bacon crémeux</u>

Temps de préparation : 10 minutes
Temps de cuisson : 30 minutes
Portions : 8
Ingrédients :
- 1 1/2 lbs. mor du 1.1.1.
- 1 1/2 cuillère à café de thym séché
- 1 gros oignon, haché
- 1 car car car carotte moyenne, ha ha ha ha ha ha ha ha ha
- 1 tbsp. butter, cut into small pieces
- 1 cuillère à café de sel, divisée

- 3 1/2 tasses de pommes de terre au four, pelées et en cubes
- 3 tranches de bacon non cuit
- 3/4 teaspoon freshly ground black pepper, divided
- 4 1/2 tasses d'eau
- 4 feuilles de laurier
- 4 tasses de lait 2% à teneur réduite en matières grasses

Directions :
1. Dans une grande poêle, ajoutez l'eau et les feuilles de laurier et laissez mijoter. Ajoutez le poisson. Couvrez et laissez mijoter encore un peu jusqu'à ce que la chair se détache facilement à la fourchette. Retirer le poisson de la poêle et le couper en gros morceaux. Mettez de côté le liquide de cuisson.
2. Placez le four hollandais à feu moyen et faites cuire le bacon jusqu'à ce qu'il soit croustillant. Retirer le bacon et réserver l'égouttement du bacon. Écraser le bacon et le mettre de côté.
3. Incorporez la pomme de terre, l'oignon et la carotte dans la poêle avec le jus de lard, faites cuire à feu moyen pendant 10 minutes. Ajouter le liquide de cuisson, les feuilles de laurier, 1/2 cuillère à café de sel, 1/4 de cuillère à café de poivre et le thym, laisser bouillir. Baissez le feu et laissez mijoter pendant 10 minutes. Ajoutez le lait et le beurre, laissez mijoter jusqu'à ce que les pommes de terre deviennent tendres, mais ne faites pas bouillir. Ajoutez le poisson, 1/2 cuillère à café de sel, 1/2 cuillère à café de poivre. Retirez les feuilles de laurier.
4. Servir en saupoudrant le bacon écrasé.

Nutrition : Calories : 400 ; Glucides : 34.5g ; Protéines : 20.8g ; Lipides : 19.7g

73. Crevettes de Coco croustillantes avec trempette à la mangue

Temps de préparation : 10 minutes
Temps de cuisson : 20 minutes
Portions : 4

Ingrédients :
- 1 tasse de noix de noix de noix de noix de noix de noix de noix de noix de noix de noix de noix
- 1 lb. raw shrimp, peeled and deveined
- 2 blancs d'oeufs
- 4 tbsp. tapioca starch
- Poivre et sel à volonté
- Mango Dip Ingrédients :
- 1 tasse de mangue hachée
- 1 jalapeño, thinly minced
- 1 cuillère à café de jus de citron vert
- 1/3 tasse de lait du coc de noix de coc du lait
- 3 cu cu cu cu cu cu du miel du miel du miel du miel du miel du miel du miel

Directions :
1. Préchauffer le four à 400oF.
2. Préparez un moule avec une grille sur le dessus.
3. Dans un bol moyen, ajoutez la fécule de tapioca et assaisonnez de poivre et de sel.
4. Dans un deuxième bol de taille moyenne, ajoutez les blancs d'œufs et fouettez-les.
5. Dans un troisième bol moyen, ajoutez la noix de coco.
6. Pour préparer les crevettes, les tremper d'abord dans la fécule de tapioca, puis dans les blancs d'oeufs, et enfin dans la noix de coco. Déposer les crevettes draguées sur une grille. Répéter l'opération jusqu'à ce que toutes les crevettes soient recouvertes.

7. Mettez les crevettes au four et faites-les rôtir pendant 10 minutes de chaque côté.
8. Pendant ce temps, préparez la trempette en mettant tous les ingrédients dans un mixeur. Réduire en purée jusqu'à ce que le mélange soit lisse et crémeux. Transférer dans un bol à trempette.
9. Une fois que les crevettes sont dorées, servir avec une sauce à la mangue.

Nutrition : Calories : 294.2 ; Protéines : 26.6g ; Lipides : 7g ; Glucides : 31.2g

74. Salsa concombre-basilic sur des sachets de flétan

Temps de préparation : 10 minutes
Temps de cuisson : 17 minutes
Portions : 4

Ingrédients :
- 1 lime, tranchée finement en 8 morceaux
- 2 cups mustard greens, stems removed
- 2 cuillères à café d'huile d'olive
- 4 - 5 radishes trimmed and quartered
- 4 4-oz skinless halibut filets
- 4 grandes feuilles de basil basil basil basil grand frais
- Piment de Cayenne au goût - facultatif
- Poivre et sel à volonté

Ingrédients de la salsa :
- 1 ½ tasse de concombre en dés
- 1 ½ finely chopped fresh basil leaves
- 2 cuillères à café de jus de citron vert frais
- Poivre et sel à volonté

Directions :
1. Préchauffer le four à 400oF.

2. Préparer les papiers sulfurisés en faisant 4 morceaux de rectangles de 15 x 12 pouces. Dans le sens de la longueur, plier en deux et déplier les morceaux sur la table.
3. Assaisonnez les filets de flétan avec du poivre, du sel et du poivre de Cayenne, si vous en utilisez.
4. Juste à droite du pli allant dans le sens de la longueur, placez ½ tasse de feuilles de moutarde. Ajouter une feuille de basilic au centre des feuilles de moutarde et garnir d'une tranche de citron vert. Autour des feuilles de moutarde, disposez ¼ des radis. Arroser de ½ cuillère à café d'huile, assaisonner de poivre et de sel. Garnissez le tout d'une tranche de filet de flétan.
5. Comme pour une calzone, repliez le papier sulfurisé sur votre garniture et sertissez les bords du papier sulfurisé d'un bout à l'autre. Pour sceller l'extrémité du papier sulfurisé, pincez-la.
6. Répétez le processus avec les autres ingrédients jusqu'à ce que vous ayez 4 morceaux de papier sulfurisé remplis de flétan et de verdure.
7. Placez les sachets dans un moule et faites-les cuire au four jusqu'à ce que le flétan soit feuilleté, environ 15 à 17 minutes.
8. En attendant que les sachets de flétan cuisent, préparez votre salsa en mélangeant tous les ingrédients de la salsa dans un bol moyen.
9. Une fois le flétan cuit, retirez-le du four et faites une déchirure sur le dessus. Faites attention à la vapeur car elle est très chaude. Divisez la salsa en parts égales et déposez ¼ de la salsa sur le dessus du flétan à travers la fente que vous avez créée.

Nutrition : Calories : 335.4 ; Protéines : 20.2g ; Lipides : 16.3g ; Glucides : 22.1g

75. Boulettes de poulet et de courgettes

Temps de préparation : 15 minutes
Temps de cuisson : 30 minutes
Portions : 2
Ingrédients :
- 1 courgette
- ½ cup ground chicken
- ½ c.c. de p p piment chipotle
- ½ cuillère à café de sauce tomate
- 1 oz. fromage suisse, râpé
- ½ cuillère à café de sel
- 4 cuillères à soupe d'eau

Directions :
1. Tailler la courgette et la couper en 2 moitiés.
2. Retirer la pulpe des courgettes.
3. Dans le bol, mélangez le poulet haché, le piment chipotle, la sauce tomate et le sel.
4. Remplir les courgettes du mélange de poulet et recouvrir de fromage suisse.
5. Placez les bateaux de courgettes dans le plateau. Ajoutez de l'eau.
6. Faites cuire les bateaux pendant 30 minutes à 355F.

Nutrition : Calories 134, Lipides 6.3 g, Fibres 1.1, Protéines 13.4 g

76. Poulet Alfredo urbain

Temps de préparation : 10 minutes
Temps de cuisson : 20 minutes
Portions : 2
Ingrédients :
- 1 oignon, haché
- 1 poivron rouge doux rôti, haché

- 1 tasse d'épinards hachés
- ½ cup cream
- 1 cuillère à café de fromage crème
- 1 cuillère à soupe d'huile d'olive
- ½ cuillère à café de poivre noir moulu
- 8 oz. de poitrine de poulet, sans peau, désossée, tranchée

Directions :
1. Mélangez le blanc de poulet en tranches avec du poivre noir moulu et mettez-le dans la casserole.
2. Ajouter l'huile d'olive et mélanger.
3. Faites rôtir le poulet pendant 5 minutes à feu moyen-élevé. Remuez-le de temps en temps.
4. Après cela, ajoutez le poivron haché, l'oignon et le fromage frais.
5. Mélangez bien et portez à ébullition.
6. Ajouter les épinards et la crème. Bien mélanger.
7. Fermez le couvercle et faites cuire le poulet Alfredo pendant 10 minutes supplémentaires à feu moyen.

Nutrition : Calories 279, Lipides 14 g, Fibres 2,5 g, Protéines 26,4 g

77. Brochettes de poulet et de courgettes grillées

Temps de préparation : 10 minutes
Temps de cuisson : 12 minutes
Portions : 5

Ingrédients :
- 2 poitrines de poulet désossées coupées en morceaux d'un pouce.
- 2 courgettes moyennes coupées en rondelles épaisses.
- 1 gros oignon rouge coupé en morceaux d'un pouce.
- 2 grands citrons.
- 3 gousses d'ail hachées.

- 1 cuillère à soupe de thym frais haché.
- 1 c. à soupe de romarin frais haché.
- ¼ de tasse d'huile d'olive Bertolli 100% pure.
- 1 cuillère à café de sel Kasher.
- ½ cuillère à café de poivre fraîchement moulu.

Directions :
1. Placez les morceaux de poulet dans un grand sac ou bol Ziploc. Mettre les courgettes et l'oignon rouge dans un autre sac ou bol Ziploc. Mettez-les de côté.
2. Zester un des citrons. Jugez les deux citrons et mélangez-les au zeste de citron. Mélangez l'ail haché, le thym, le romarin, l'huile d'olive, le sel et le poivre. Mettez la moitié de la marinade dans le sac de congélation avec les morceaux de poulet et remplissez l'autre moitié dans le sac de congélation avec les courgettes et l'oignon. Laissez mariner pendant 4 heures au réfrigérateur.
3. Une fois prêt, préparez les brochettes. Alterner le poulet, la courgette et l'oignon sur les brochettes. Retirer le reste de la marinade.
4. Graissez légèrement le gril avec de l'huile d'olive puis préchauffez-le à feu moyen.
5. Griller les brochettes de poulet, en les retournant souvent pour que chaque côté soit bruni et présente de légères marques de gril, environ 10 à 12 minutes ou jusqu'à ce que le poulet soit bien cuit. Servir immédiatement.

Nutrition : Calories : 78 Protéines : 1.62g Lipides : 5.54g

78. Burgers de Gyro avec sauce Tahini

Temps de préparation : 10 minutes
Temps de cuisson : 12 minutes
Portions : 4

Ingrédients :
- 1 livre de boeuf haché extra maigre.
- 1 cuillère à café d'assaisonnement grec.
- 4 Pita Rounds.
- 4 feuilles de laitue.
- 8 grandes tranches de tomates.
- 4 fines tranches d'oignon rouge.
- Sauce Tahini.
- 1/4 de tasse de fromage Feta.

Directions :
1. Mélanger le boeuf et l'assaisonnement. Former 4 galettes.
2. Griller, en fermant, à feu moyen-élevé (350° à 400°) 7 minutes de chaque côté.
3. Couper une tranche de pain de 5 cm sur un côté de chaque pita pour former une poche. Disposer sur chacune une feuille de laitue, 2 tranches de tomate et 1 tranche d'oignon rouge. Incorporer le hamburger. Verser 2 c. à soupe de sauce Tahini et garnir d'une c. à soupe de fromage.

Nutrition : Calories : 297 Protéines : 29.42g Lipides : 17.83g

79. Roulé de poulet au parmesan cuit au four

Temps de préparation : 10 minutes
Temps de cuisson : 3 minutes
Portions : 4.

Ingrédients :
- 3 t.3 de poitrine de poitrine de poulet sans la peau

- 1 1/2 cuillère à café d'assaisonnement italien
- 1/2 cuillère à café de sel Kasher.
- 1/8 de cuillère à café de poivre noir.
- 1 tasse de votre sauce Marinara préférée.
- 1/4 de tasse de basilic frais finement haché.
- 4 pains plats
- 1 tasse de mélange de fromages italiens à teneur réduite en gras.
- Extra de sauce Marinara, réchauffée pour le trempage

Directions :
1. Placer le poulet râpé dans un bol moyen. Mélanger l'assaisonnement italien, le sel et le poivre noir.
2. Versez la sauce marinara et le basilic dans le mélange de poulet, et mélangez à nouveau.
3. Déposez 1 pain plat sur un plan de travail, et arrosez 1/4 de tasse de fromage au centre, en laissant une large bordure tout autour du fromage. Déposer 1/4 du mélange de poulet sur le fromage.
4. Plier les extrémités courtes du pain plat vers l'intérieur, en direction du milieu, puis plier les côtés longs du pain plat vers l'intérieur, en direction du milieu, de manière à obtenir un enroulement solide.
5. Faites de même avec les 3 autres pains plats, en répartissant uniformément le reste du fromage et le reste du mélange de poulet.
6. Préparez une poêle antiadhésive sèche à feu moyen. Une fois la poêle préchauffée, ajoutez les wraps et faites-les cuire sur le premier côté jusqu'à ce qu'ils soient dorés, environ 1 1/2 à 2 minutes. Retournez les wraps et faites-les cuire du deuxième côté jusqu'à ce qu'ils soient dorés, environ 1 1/2 minute de plus.
7. Arroser de sauce marinara pour le trempage.

Nutrition : Calories : 102 Protéines : 8.02g Lipides : 5.56g

80. Pâtes au poulet à la grecque et aux tomates

Temps de préparation : 20 minutes
Temps de cuisson : 3 heures 20minutes
Portions : 4

Ingrédients :
- 3 cuillères à soupe d'huile d'olive.
- 1 livre (454 g) de poitrines de poulet désossées et sans peau, coupées en cubes de 1 pouce.
- 15 onces (425 g) de tomates en dés.
- 2 Medium Carrots
- 1½ tasse de jus de tomate fraîchement pressé.
- 1½ tasse de bouillon de poulet à faible teneur en sodium.
- 1 branche de céleri
- 1 oignon moyen, coupé en quartiers.
- ½ cuillère à café de romarin.
- ½ cuillère à café de thym.
- 1 cuillère à café de basilic.
- 1 cuillère à café d'origan.
- ½ cuillère à café de cannelle moulue.
- ½ cuillère à café de sel de mer.
- 1 tasse de pâtes à coquille moyenne non cuites.
- 1 tasse de fromage feta émietté.

Directions :
1. Badigeonnez l'insert de la mijoteuse de 2 cuillères à soupe d'huile d'olive.
2. Faites chauffer le reste de l'huile d'olive dans une poêle antiadhésive à feu moyen-élevé.
3. Incorporer le poulet dans la poêle et faire cuire pendant 6 minutes. Secouez la poêle périodiquement pendant la cuisson.

4. Placez le poulet sur une assiette et séchez-le avec du papier absorbant, puis mettez-le dans la mijoteuse.
5. Ajouter les tomates, les carottes, le jus de tomate, le bouillon de poulet, le céleri et l'oignon dans la mijoteuse. Assaisonner avec le romarin, le thym, le basilic, l'origan, la cannelle et le sel. Remuez pour bien mélanger.
6. Placez le couvercle de la mijoteuse et faites cuire à température élevée pendant 2 heures et 30 minutes.
7. Ajoutez les pâtes dans la mijoteuse. Mettez le couvercle et faites cuire pendant 40 minutes supplémentaires ou jusqu'à ce que les pâtes soient al dente.
8. Servez les pâtes, le poulet et les légumes dans une grande assiette, et répartissez la feta sur le dessus avant de servir.

Nutrition : Calories 581 Lipides : 32.4g Protéines : 29.4g

81. Poitrines de poulet farcies aux épinards et à la feta

Temps de préparation : 10 minutes
Temps de cuisson : 45 minutes
Portions : 4

Ingrédients :
- 2 cuillères à soupe d'huile d'olive extra vierge
- 1-pound fresh baby spinach
- 3 gousses d'ail hachées
- Zeste d'un citron
- ½ cuillère à café de sel de mer
- 1/8 cuillère à café de poivre noir fraîchement moulu
- ½ tasse de fromage feta ém ém ém ém ém ém ém ém ém ém ète
- 4 boneless, chicken breast halves

Directions :
1. Préchauffez le four à 350°F.
2. Dans une grande poêle à feu moyen-élevé, faites chauffer l'huile d'olive jusqu'à ce qu'elle scintille.
3. Ajoutez les épinards. Laissez cuire pendant 6 minutes.
4. Incorporer l'ail, le zeste de citron, le sel de mer et le poivre. Faites cuire pendant 30 secondes, en remuant constamment. Laissez refroidir légèrement et incorporez le fromage.
5. Répartissez le mélange d'épinards et de fromage en une couche uniforme sur les morceaux de poulet et roulez la poitrine autour de la garniture. Maintenez le tout fermé avec des cure-dents ou de la ficelle de boucher.
6. Placez les poitrines dans un plat de cuisson de 9 par 13 pouces et faites-les cuire au four pendant 30 à 40 minutes. Retirez-les du four et laissez-les reposer pendant 5 minutes avant de les couper en tranches et de les servir.

Nutrition : Calories : 263 Protéines : 17g Lipides : 20g

DESSERTS

82. Avoine d'acier en pot avec canneberges et amandes

Temps de préparation : 5 mins
Temps de cuisson : 30 mins
Portions : 2

Ingrédients
- 1 cuillère à soupe de beurre non salé
- 1/2 tasse d'av av av av av av av av av
- Une pincée de sel kosher
- 2 teaspoons sugar or honey
- 1 tasse d'eau
- 1/2 cup whole milk or low-fat or dairy-free
- 1/4 cuillère à café d'extrait de vanille
- 1/4 de tasse de can can canneberges séchées
- 1/4 cup toasted chopped almonds

Direction :
1. Sélectionnez Sauté sur la marmite. Réduisez le feu à moyen. Dans la casserole intérieure, faites fondre le beurre. Ajoutez l'avoine et fouettez-la pour l'enrober de beurre une fois qu'il a fondu et cessé de mousser. Faites cuire pendant encore 2 à 3 minutes, ou jusqu'à ce que l'avoine ait une odeur de noix.
2. Mélangez le sel, le sucre, l'eau, le lait, la vanille et les canneberges dans un grand bol. Pour mélanger, remuez tout ensemble.
3. Fermez le couvercle et sécurisez-le. Réglez la pression sur High (élevée) et la durée sur 10 minutes en sélectionnant Pressure Cook (cuisson sous pression) ou Manual (manuelle). Laissez 10 minutes pour la

libération naturelle de la pression après la cuisson, puis libérez rapidement toute pression résiduelle.
4. Ouvrez le couvercle. Répartissez l'avoine dans deux plats et saupoudrez les amandes sur le dessus. Goûtez et ajustez si nécessaire, en ajoutant plus de lait ou de sucre si vous le souhaitez.

Nutrition : Calories : 241 kcal | Protéines 37 grammes | Glucides : 33 grammes | Lipides : 21 grammes

83. <u>Poires pochées aux mûres épicées - Sans sucre ajouté</u>

Temps de préparation : 10 mins
Temps de cuisson : 6 mins
Portions : 4-6
Ingrédients
Pour les p p p p p p p p p p
- 4-6 firm pears
- jus de pomme non sucré ou cidre de pomme - assez pour couvrir les poires, 4 à 6 tasses
- 1 tasse de mûres (congelées pour donner plus de couleur aux poires)
- 2 bâtons de cannelle
- 2 étoiles d'anis
- 5 gousses de card card card card card card card carde
- 2 cuillères à café d'extrait de vanille

Pour le dessert aux poires pochées
- vanilla ice cream or whipped cream
- fresh blackberries, sliced top to bottom
- Pour la salade de poires pochées
- légumes verts mélangés
- poires pochées en tranches ou hachées
- pistaches
- fresh blackberries, sliced top to bottom

- fromage de chèvre émietté
- prosciutto croustillant cuit au four (voir note)
- avocat en dés
- Vinaigrette au cidre de pomme (achetée en magasin ou voir la recette maison ci-dessous)

Pour la vinaigrette au cidre de pomme
- 1/4 de tasse d'huile d'olive
- 2 cuillères à soupe de vinaigre de c.c.
- 2 tablespoons pure maple syrup
- 1 cuillère à café de moutarde de Dijon
- 1/4 de cuillère à café de poudre d'ail
- une p pincée de sel casher et du po poivre noir grossier, selon le goût de l'amateur.

Direction :

Pour les p p p p p p p p p p
1. Les poires ne doivent pas être épluchées et doivent être consommées entières. Lorsque la tige est orientée vers le haut, coupez le bas des poires pour qu'elles soient bien à plat.
2. Remplissez la marmite de l'autocuiseur à moitié avec les poires, les tiges vers le haut, et suffisamment de jus de pomme pour couvrir les trois quarts des poires.
3. Ajoutez les mûres, les bâtons de cannelle, l'anis étoilé, les gousses de cardamome et l'extrait de vanille au jus de pomme, en vous assurant qu'ils sont bien immergés.
4. Tournez le bouton de libération de la pression en position fermée et fixez le couvercle. Faites cuire pendant 6 minutes à haute pression.
5. Utilisez un déclencheur rapide lorsque la cuisson est terminée.
6. Laissez les poires sur le côté dans le jus pendant une minute ou deux si elles ne sont pas aussi décolorées que vous le souhaitez.

7. À l'aide d'une cuillère à trous, retirez délicatement les poires de la casserole.
8. Versez le liquide restant dans une passoire à mailles fines placée au-dessus d'une bassine.
9. Dessert aux poires pochées
10. Laissez les poires entières ou coupez-les en deux et utilisez une petite cuillère ou une cuillère à melon pour retirer le cœur. Servez avec de la crème glacée, une petite louche du liquide restant et des mûres fraîches dans un bol.
11. Salade de poires pochées
12. Dans un petit bol, fouettez fermement tous les ingrédients de la vinaigrette au cidre de pommes. On peut aussi utiliser un mélangeur ou un robot culinaire.
13. Faites un lit de verdure mélangée sur des assiettes individuelles ou sur un grand plateau ou une planche à découper. Répartir uniformément les garnitures sur les légumes verts. Arroser la salade de la vinaigrette au cidre de pommes.

Nutrition : Calories : 754 kcal | Protéines 57 grammes | Glucides : 32 grammes | Lipides : 45 grammes

84. smoothie vert à l'avocat

Temps de préparation : 15 min
Temps de cuisson : 0 min
Portions : 1 à 2 personnes
Ingrédients
- ½ cup pineapple chunks
- ½ avocat, en dés
- 1 cup (2 handfuls) fresh spinach
- ¼ tasse de jus d'ananas (le lait d'amande, le lait de soja ou tout autre liquide fonctionnera).
- 1 cuillère à soupe de graines de lin (facultatif)

- 1 banane (congelée et coupée en rondelles)

Direction :
1. Mélangez l'ananas, l'avocat, les épinards, le jus, les graines de lin et la banane congelée jusqu'à obtenir un mélange homogène dans un mixeur. Refroidir avant de servir.

Nutrition : Calories : 876kcal | Protéines 43 grammes | Glucides : 51 grammes | Lipides : 32 grammes

85. Bouchées croustillantes au chia et à la cerise

Temps de préparation : 10 mins
Temps de cuisson : 0 mins
Portions : 12

Ingrédients
- 1/2 cup almonds
- 1/4 cup cashew meal
- 1/4 cup pitted dates
- 1/4 de tasse de poudre de protéines de petit-lait à la vanille
- 2 tablespoons chia seeds
- 1/2 cup + 1/4 cup, divided dried tart cherries
- 1 cuillère à café d'extrait de vanille
- 1/2 teaspoon almond extract
- 2 cuillères à soupe de beurre d'amande
- 1 tablespoon maple syrup
- 1/4 cup cacao nibs

Direction :
1. Dans un robot culinaire, combinez les amandes, la farine de noix de cajou, les dattes et la poudre de protéines. Mixez pendant environ 30 secondes, ou jusqu'à ce que les ingrédients soient finement hachés et bien mélangés.

2. Dans un robot culinaire, combinez tous les ingrédients sauf les flocons de cacao et 1/4 de tasse de cerises séchées. Après environ 1 à 2 minutes de traitement bien combiné, une boule de pâte commence à se former de façon lâche.
3. Placez les ingrédients dans un grand bassin de mélange.
4. 1/4 de tasse de cerises séchées, grossièrement hachées, et de cacao nibs, incorporés au mélange
5. Faites des boules avec la pâte (de la taille d'une balle de golf).
6. Réfrigérer le mélange dans un bocal hermétique.

Nutrition : Calories : 656 kcal | Protéines 56 grammes | Glucides : 53 grammes | Lipides : 21 grammes

86. Pudding au chia à la tarte à la citrouille

Temps de préparation : 5 mins
Temps de cuisson : 0 mins
Portions : 2

Ingrédients :
- 1 C de lait d'amande à la vanille Almond Breeze
- 1/4 C de citrouille en conserve
- 2 Tbsp chia seeds
- 1/2 cuillère à café d'épices pour tarte à la citrouille

Direction :
1. Dans un verre ou un plat, mélangez au fouet tous les ingrédients jusqu'à ce que les graines de chia soient complètement submergées et disséminées dans le liquide.
2. Laisser au réfrigérateur pendant quelques heures, ou jusqu'à ce que le mélange ait épaissi pour prendre la consistance d'un pudding.
3. Profitez-en !

Nutrition : Calories : 721 kcal | Protéines 53 grammes | Glucides : 75 grammes | Lipides : 43 grammes

87. Chips d'algues Nori croustillantes

Temps de préparation : 10 minutes
Temps de cuisson : 20 minutes
Portions : 4 portions
Ingrédients
- 8 feuilles de nori
- 1/4 de tasse d'eau
- 1/2 cuillère à café de sel
- 1 cuillère à soupe de sauce soja
- 1 cuillère à soupe was d'eau

Direction :
1. Dans un petit bol, mélangez l'eau, le sel, la sauce soja et le wasabi. Badigeonnez le liquide sur toute la feuille de nori en utilisant une bande de nori.
2. Une fois que le nori est humide, placez un autre morceau sur le dessus et appuyez pour faire adhérer les feuilles ensemble. Après avoir coupé la feuille en deux, coupez chaque moitié en six bandes. Reproduisez avec le reste du nori.
3. Placez les bandes sur une plaque à pâtisserie. Faites cuire au four à 250°F pendant 20 minutes, ou jusqu'à ce que l'humidité se soit évaporée. Laissez refroidir sur une grille.

Nutrition : Calories : 489 kcal | Protéines 65 grammes | Glucides : 42 grammes | Lipides : 35 grammes

88. Popcorn au citron vert et au chili

Temps de préparation : 5 minutes
Temps de cuisson : 20 minutes

Portions : 2
Ingrédients
- 8 tasses de pop-corn éclaté
- 3 tbsp unsalted butter or even more, melted
- 1 cuillère à café de poudre de chili ou plus
- ½ cuillère à café de sel fin kosher Diamond Crystal facultatif, si vous trouvez que votre pop-corn n'est pas assez salé à cause du beurre.
- 2 pinches citric acid or the juice of a lime
- ½ lime ou plus, z z z z z z

Direction :
1. Mélanger le pop-corn avec les autres ingrédients et bien mélanger. Goûtez et rectifiez les assaisonnements si nécessaire.

Nutrition : Calories : 686 kcal | Protéines 44 grammes | Glucides : 76 grammes | Lipides : 22 grammes

89. Popcorn à la cannelle

Temps de préparation : 10 mins
Temps de cuisson : 6 mins
Portions : 2
Ingrédients
- 2 cuillères à café de mélange de sucre glace
- 1/2 cuillère à café de cannelle moulue
- 1 cuillère à café d'huile d'olive extra légère
- 2 2 c.c. de grains de pop maïs

Direction :
1. Dans un plat séparé, combinez le mélange de sucre glace et la cannelle. Dans une petite casserole, faites chauffer l'huile d'olive à feu moyen.
2. Incorporez les grains de pop-corn. Couvrir et laisser mijoter pendant 6 minutes, ou jusqu'à ce que le maïs ait

éclaté, en remuant régulièrement la poêle. Placez dans un bol résistant à la chaleur.
3. Mélanger avec le mélange de sucre glace pour l'enrober uniformément. Servez immédiatement.

Nutrition : Calories : 342 kcal | Protéines 33 grammes | Glucides : 67 grammes | Lipides : 12 grammes

90. Popcorn au chocolat noir et aux chipotles

Temps de préparation : 20 minutes
Temps de cuisson : 10 mins
Portions : 4

Ingrédients
- 2-3 cuillères à soupe d'huile de pépins de raisin ; vous pouvez également utiliser de l'huile végétale, de l'huile de colza, de l'huile d'olive ou de l'huile de noix de coco.
- ½ tasse de maïs à éclater
- 2 cuillères à soupe d'huile d'olive extra vierge
- 2 cuillères à café de poudre de piment chipotle
- ¾-1 cuillère à café de sel kosher
- 1 pinch cayenne pepper optional
- 3 on.3 de chocolat noir

Direction :
1. Dans une grande casserole profonde, versez l'huile de pépins de raisin (ou toute autre huile de votre choix). (Vous n'avez besoin que d'une petite quantité d'huile pour couvrir le fond de la casserole.) Placez la casserole sur feu moyen et couvrez-la avec un couvercle après avoir ajouté 3 grains de maïs.
2. Retirez le couvercle une fois que les grains ont éclaté et ajoutez le reste du maïs à éclater. Couvrez la casserole et secouez-la plusieurs fois. Mes amis, assurez-vous de maintenir le couvercle en place lorsque vous secouez. Je ne veux pas que l'un d'entre vous se blesse. Faites cuire

le pop-corn pendant environ 4 à 5 minutes, en remuant régulièrement la casserole, jusqu'à ce que le bruit d'éclatement s'arrête.
3. Faites chauffer 2 cuillères à soupe d'huile d'olive dans une petite casserole pendant que le maïs éclate.
4. Lorsque le maïs a éclaté, jetez-le immédiatement dans un grand saladier. Versez l'huile d'olive chaude sur le pop-corn et assaisonnez avec la poudre de chipotle, le sel kosher et le poivre de Cayenne. Remuez bien le pop-corn pour le recouvrir d'épices.
5. Versez le pop-corn assaisonné en une couche égale sur une plaque de cuisson recouverte de papier aluminium.
6. Faites fondre le chocolat au micro-ondes ou au bain-marie. Si vous faites fondre le chocolat au micro-ondes, faites-le par tranches de 30 secondes, en remuant entre chaque tranche. Cela devrait prendre environ 90 secondes.
7. Versez le chocolat fondu sur le pop-corn à l'aide d'une fourchette. Laissez 20 minutes pour que le chocolat refroidisse et se solidifie avant de le servir. Si vous êtes pressé, mettez la plaque à pâtisserie au four pendant 10 minutes pour accélérer le processus.
8. Servez le pop-corn en le brisant avec vos mains.

Nutrition : Calories : 442 kcal | Protéines 54 grammes | Glucides : 66 grammes | Lipides : 21 grammes

91. <u>Popcorn de chou-fleur au fromage</u>

Temps de préparation : 20 minutes
Temps de cuisson : 25 mins
Portions : 6 à 8 portions de la taille d'une collation
Ingrédients
- 1 tête de chou-fleur, coupée en petits fleurons

- 1 cu.à table d'huile d'olive extra v vierge ou d'huile de coco fon du 1.à 1.1.1
- 1 cu cu cu de lev de nutrition
- 1/2 cu.à.c. de sel gris fin de la mer
- 1/4 cuillère à café de paprika fumé
- 1/4 cuillère à café de moutarde en poudre (omettre pour moins épicé)
- 1/4 cuillère à café de poivre noir moyennement moulu

Direction :
1. Préchauffer le four à 425 degrés Fahrenheit. Tapissez une plaque à pâtisserie avec du papier sulfurisé.
2. Mélangez les bouquets de chou-fleur avec l'huile, la levure nutritionnelle, le sel marin, le paprika, la moutarde en poudre et le poivre noir dans un grand plat.
3. Disposez le chou-fleur sur la plaque à pâtisserie préparée en une couche égale. Faire rôtir pendant 20 à 25 minutes, en remuant à mi-cuisson, jusqu'à ce qu'ils soient dorés par endroits. Le chou-fleur peut être servi tiède ou à température ambiante.

Nutrition : Calories : 975 kcal | Protéines 87 grammes | Glucides : 65 grammes | Lipides : 15 grammes

92. Barres de framboises crues

Temps de préparation : 10 mins
Temps de cuisson : 4 heures
Durée de conservation : 1 semaine au congélateur
Portions : 12

Ingrédients
- Barres sablées
- 2 tasses de noix de coco séchée et râpée
- 1/2 cup cashews

- 1/4 de tasse de sirop d'érable (ou de miel ou de nectar d'agave)
- 1/4 cuillère à café de sel de mer

Confiture de framboises
- 1 1/2 cups raspberries
- 1/2 cup dates

Direction :
1. Dans un robot culinaire, combinez tous les ingrédients des sablés blancs. Mixez pendant quelques secondes jusqu'à obtenir une texture friable comme la garniture blanche sur mes photos. (Lorsqu'on le pince, le mélange doit s'agglutiner).
2. Versez les 3/4 de la préparation blanche dans votre moule et enfoncez-la fermement. Réfrigérez les barres tout de suite pour les aider à se raffermir. (Réservez le 1/4 de mélange blanc restant pour une autre fois).
3. Mélangez tous les ingrédients de la confiture de framboises jusqu'à obtenir une consistance lisse, semblable à celle d'une confiture.
4. Sortez les barres blanches du réfrigérateur et étalez la confiture de framboises sur le dessus avec le dos d'une cuillère. Remettez-les au réfrigérateur.
5. Réfrigérer les barres pendant au moins 1 heure pour permettre à la confiture de se raffermir.
6. Garnissez les barres avec le reste du mélange de crumble blanc.
7. Pour les raffermir, placez-les au congélateur pendant au moins 3 heures. Vos barres crues aux framboises sont maintenant prêtes à être consommées. (A conserver toujours au congélateur).

Nutrition : Calories : 653 kcal | Protéines 43 grammes | Glucides : 67 grammes | Lipides : 30 grammes

93. Pommes caramélisées crues

Temps de préparation : 20 minutes
Temps de cuisson : 10 min
Portions : 4

Ingrédients
- 2 pommes en brochettes (essayez d'en trouver des biologiques !)
- 1/4 cup dates
- 2 cuillères à soupe d'huile de noix de coco fondue
- Cannelle, sel et mesquite si vous en avez.
- Eau, selon les besoins
- 1/4 tasse de noix finement ha duées
- 2-3 Tb de cac cacao
- 2-3 Tb agave/honey/maple syrup
- 2-3 cuillères à soupe de beurre de noix
- 3 cuillères à soupe d'huile de noix de coco fondue

Direction :
1. Pour obtenir une consistance lisse et épaisse, mélangez les dattes avec l'huile de coco, la cannelle, le sel, le mesquite et l'eau. Si vous le souhaitez, vous pouvez ajouter un goût sucré supplémentaire.
2. Recouvrez entièrement les pommes de "caramel", puis enrobez-les de noix hachées pour les maintenir en place.
3. Puis, jusqu'à ce que le mélange soit homogène, combinez le cacao, l'édulcorant de votre choix, le beurre de noix et l'huile de noix de coco. Passez le tout sur les pommes et c'est fini !

Nutrition : Calories : 446 kcal | Protéines 76 grammes | Glucides : 55 grammes | Lipides : 25 grammes

94. Muffins au chocolat noir et aux myrtilles

Temps de préparation : 15 mins
Temps de cuisson : 20 mins
Portions : 6
Ingrédients
- 2 tasses de farine de blé entier pour pâtisserie, ou de farine tout usage, ne PAS utiliser de blé entier ordinaire
- 1 1/2 cuillère à café de bicarbonate de soude
- 1/2 cuillère à café de sel
- 2 tablespoons dark cocoa powder
- 2/3 de de de sucre brun
- 1 cuillère à café de cannelle
- 1 œuf
- 1 cuillère à café d'extrait de vanille
- 1/4 tasse de beurre fond du beurre
- 1 tasse de lait
- 1 tasse de myrtilles
- 1/4 tasse de chocolat noir ha du du découp du chocolat noir

Direction :
1. Préchauffer le four à 350 degrés Fahrenheit. Tapisser un moule à muffins avec des moules à muffins.
2. Incorporer la farine, le bicarbonate de soude, le sel, la poudre de cacao, le sucre brun et la cannelle dans un plat à mélanger et remuer pour combiner le tout.
3. Incorporer l'œuf, la vanille, le beurre fondu et le lait en utilisant un fouet. Si la pâte est encore trop sèche, ajoutez une ou deux cuillères à soupe de lait supplémentaires. Mélangez les myrtilles et le chocolat dans un bol.

4. Déposer les muffins dans les moules à l'aide d'une cuillère à crème glacée. Faites cuire au four pendant 13 à 16 minutes, ou jusqu'à ce que les muffins soient cuits.

Nutrition : Calories : 876kcal | Protéines 43 grammes | Glucides : 51 grammes | Lipides : 32 grammes

95. <u>Popcorn au chocolat noir salé</u>

Temps de préparation : 15 mins
Temps de cuisson : 20 mins
Portions : 4
Ingrédients
- 1 tablespoon grapeseed or other neutral oil
- 1/3 cup popcorn kernels
- 4 ounces good-quality dark chocolate, chopped
- 3/4 cu cu cu cu cu cu cu cu cu de sel de mer fin, div div div de cu cu cu cu de sel de mer fin

Direction
1. Faites chauffer l'huile et 3 grains de pop-corn dans une casserole moyenne à feu moyen, à couvert, jusqu'à ce que les 3 grains éclatent. Verser les grains restants, couvrir et secouer la casserole pour les répartir uniformément.
2. Secouez la poêle de temps en temps pendant que le pop-corn éclate, et retirez-la du feu dès que l'éclatement se ralentit à 2-3 secondes entre les éclats. Retirez les grains non éclatés ou partiellement éclatés du pop-corn et placez-les dans un grand plat à mélanger.
3. Mettez de côté une plaque à pâtisserie à rebord recouverte de papier sulfurisé. Dans une tasse à mesurer ou un plat allant au micro-ondes, combiner le chocolat et 1/2 cuillère à café de sel. Chauffer par intervalles de 30 secondes au micro-ondes jusqu'à ce

que le chocolat soit extrêmement mou et totalement liquide lorsqu'on le fait tourner doucement.
4. Versez tout de suite sur le pop-corn et faites tourner pour l'enrober aussi complètement que possible. Saupoudrer le 1/4 de cuillère à café de sel restant et répartir uniformément sur la plaque de cuisson. Laissez reposer 1 heure à température ambiante pour que le chocolat se solidifie.
5. Se conserve dans un bocal hermétique jusqu'à 3 jours, mais si vous pouvez le garder aussi longtemps, vous êtes une personne plus forte que moi.

Nutrition : Calories : 656 kcal | Protéines 56 grammes | Glucides : 53 grammes | Lipides : 21 grammes

96. Gâteau aux carottes sain

Temps de préparation : 15 mins
Temps de cuisson : 20 mins
Portions : 10 petits gâteaux ou 1 gâteau
Ingrédient
- 2 2/3 tasses de carottes râpées (environ 300g ou 2 grandes/4 petites carottes)
- 1/2 tasse de compote de pommes non sucrée
- 1/4 de tasse de blancs d'œufs ou 1 œuf ou 1/4 de tasse de compote de pommes ou 1 œuf de lin
- 1/4 cup milk of your choice
- 1/4 de tasse de miel (j'en ai utilisé un peu moins car je n'aime pas les choses trop sucrées - si vous faites cette recette végétalienne, utilisez du sucre ou du sirop d'érable)
- 1 cuillère à café d'extrait de vanille
- 1 cuillère à café de levure chimique
- 1/2 cuillère à café de bicarbonate de soude
- 1 cuillère à café de cannelle

- 1/2 cuillère à café d'épices mélangées
- 1 1/3 tasse de farine
- option : noix de votre choix

Direction :
1. Préchauffez le four à 180 degrés Celsius/350 degrés Fahrenheit.
2. Graisser et/ou tapisser des moules à muffins, ou graisser et/ou tapisser un petit moule à gâteaux.
3. Dans un bol, mélangez la carotte râpée, la compote de pommes, les blancs d'œufs ou leur remplacement, le lait, le miel et la vanille.
4. Mélangez vos farines, votre levure chimique, votre bicarbonate de soude et vos épices dans une bassine séparée.
5. Mélangez les ingrédients secs et humides jusqu'à ce que le mélange soit homogène.
6. Répartissez la pâte dans des moules à muffins ou versez-la dans un moule à gâteau.
7. Faites cuire pendant 15 à 20 minutes pour les petits gâteaux ou 30 à 45 minutes pour un gâteau, ou jusqu'à ce qu'une brochette insérée au centre en ressorte propre.
8. Laisser refroidir avant de démouler.
9. Si vous utilisez le glaçage, laissez-le refroidir complètement avant de le conserver dans un récipient ou de le congeler.

Nutrition : Calories : 964 kcal | Protéines 67 grammes | Glucides : 55 grammes | Lipides : 35 grammes

97. Granola aux pommes et aux épices (sans gluten et végétalien)

Temps de préparation : 20 minutes
Temps de cuisson : 40 minutes

Portions. 6
Ingrédients
- 3 tasses de flocons d'avoine certifiés sans gluten
- 1/2 cup unsweetened coconut flakes
- Tasse d'amandes effilées
- 2 cuillères à café de cannelle
- 1/2 cuillère à café de noix de muscade moulue
- 1/4 cuillère à café de clous de girofle moulus
- 1/4 cuillère à café de gingembre moulu
- Cuillère à café de sel marin
- 1 pomme en petits dés
- 1/4 tasse d'huile de noix de coco, fondue
- 1/2 tasse de compote de pommes non sucrée
- 1/4 cup honey (or maple syrup to make vegan)
- 1/3 de tasse de rais raisins secs (ou d'un autre type de fruit sec)

Direction :
1. Préchauffez le four à 350 degrés Fahrenheit.
2. Avec du papier sulfurisé, tapissez une grande plaque à pâtisserie. Vous pouvez également utiliser une rôtissoire, ce qui est pratique puisque vous pouvez y combiner tous les ingrédients sans rien renverser.
3. Dans un grand bol, mélangez tous les ingrédients secs, ainsi que toutes les épices et les pommes coupées en morceaux (ou directement dans votre rôtissoire). Mélangez soigneusement. Dans un petit bol, combinez tous les ingrédients humides : l'huile de noix de coco, la compote de pommes et le miel (ou le sirop d'érable). Versez les composants humides sur les ingrédients secs et mélangez jusqu'à ce que tout soit bien combiné. Laissez reposer pendant 5 à 10 minutes.

4. Répartissez le granola du bol sur la plaque de cuisson si vous n'utilisez pas de rôtissoire(s). Pour une cuisson/un grillage uniforme, faites cuire pendant 35 à 40 minutes, en remuant toutes les 10 minutes environ. Le granola doit avoir une belle couleur brun doré.
5. Laissez le granola refroidir complètement avant de le manger ; il sera plus croustillant en refroidissant. Conservez-les dans un récipient hermétique.

Nutrition : Calories : 573 kcal | Protéines 55 grammes | Glucides : 65 grammes | Lipides : 40 grammes

98. Biscuits aux pépites de chocolat et au beurre d'amande {sans gluten}

Temps de préparation : 15 mins
Temps de cuisson : 15 mins
Portions : environ 16 biscuits

Ingrédient
- 1 tasse (250 grammes) de beurre d'amande cré cré cré cré cré cré cré cré cré cré cré
- 2/3 d'une tasse (150 g) de sucre
- 1 gros œuf
- 1 cuillère à café d'extrait de vanille
- 1 cuillère à café de bicarbonate de soude
- 1/4 cuillère à café de sel
- 1/4 tasse (60 grammes) d'écl écl petits morceaux de chocolat

Direction :
1. Préchauffez le four à 350 degrés Fahrenheit (180 degrés C).
2. Mélangez le beurre d'amande et le sucre dans un bol moyen. Dans un autre bol, mélanger l'œuf, la vanille, le bicarbonate de soude et le sel jusqu'à ce que le tout soit

bien mélangé. Ajouter les pépites de chocolat et bien mélanger.
3. Faites cuire au four pendant 10-12 minutes, en laissant tomber les biscuits à la cuillère sur une plaque à pâtisserie. Laisser refroidir pendant au moins 5 à 10 minutes sur la plaque avant de les transférer sur une grille de refroidissement pour qu'ils refroidissent complètement (les biscuits seront très fragiles et devront se figer avant de pouvoir être déplacés).

Nutrition : Calories : 241 kcal | Protéines 37 grammes | Glucides : 33 grammes | Lipides : 21 grammes

99. Barres énergétiques à la vanille et à la cerise

Temps de préparation : 15 mins
Temps de cuisson : 0 mins
Portions : 12 barres

Ingrédients
- 2½ cups slivered almonds, I used unblanched
- 1/3 cup golden flaxmeal
- 1/3 cup dried cherries
- 1/3 cup dried cranberries
- 10 drops vanilla stevia
- 2-3 cu cu cu.à soupe d'eau

Direction :
1. Dans un robot culinaire, combinez les amandes, le lin, les cerises, les canneberges et le stevia.
2. Pulser jusqu'à ce qu'il soit finement écrasé, puis ajouter l'eau et pulser jusqu'à ce que le mélange forme une boule.
3. Remplir un plat de cuisson de 8 × 8 pouces avec le mélange.

4. Servez

Nutrition : Calories : 875 kcal | Protéines 44 grammes | Glucides : 56 grammes | Lipides : 25 grammes

100. <u>Soupe de betteraves (onctueuse et veloutée)</u>

Temps de préparation : 10 mins
Temps de cuisson : 30 minutes
Portions : 4 portions

Ingrédients
- 2 tablespoons avocado oil, or olive oil
- 1 oignon jaune
- 3 gousses d'ail hachées
- 1 tablespoon fresh ginger, peeled and finely chopped
- sel et poivre, au goût
- 3 grandes betteraves, pelées et coupées en dés (ou 4 betteraves, si elles sont plus petites)
- 1 panais moyen, pelé et coupé en dés (environ 1 tasse)
- 4 tasses de bou bou bouillon de légumes, ou plus selon la texture souhaitée

Garniture
- Crème de noix de coco ou yaourt
- Persil
- Graines de sésame noir
- Poivre noir concassé

Direction :
1. Dans une grande marmite à feu moyen-élevé, faites chauffer l'huile d'avocat. Faites cuire pendant 3-4 minutes, ou jusqu'à ce que l'oignon ait ramolli.
2. Faites cuire pendant 1 à 2 minutes supplémentaires, jusqu'à ce qu'ils soient aromatiques, avec l'ail, le gingembre, le sel et le poivre.
3. Mélanger les betteraves hachées, les panais en dés et le bouillon de légumes dans un grand bol. Portez l'eau à

ébullition à feu vif. Réduisez à feu doux, couvrez et laissez cuire pendant 25 à 30 minutes, ou jusqu'à ce que les betteraves soient tendres à la fourchette.
4. Transférer la soupe dans un mixeur haute puissance à l'aide d'une louche. Mixez pendant une minute, ou jusqu'à ce que le mélange soit crémeux.
5. Verser la soupe dans un bol et garnir de crème de coco ou de yaourt, de persil, de graines de sésame noir et de poivre noir fraîchement concassé pour servir.

Nutrition : Calories : 344 kcal | Protéines 43 grammes | Glucides : 57 grammes | Lipides : 30 grammes

101. Yogourt fait maison

Temps de préparation : 15 mins
Temps de cuisson : 15 mins
Portions : 7 portions
Ingrédients
- 42 onces de lait biologique, (lait entier, 2 % ou écrémé)
- 1 packet yogurt starter

Direction :
1. Remplir à moitié de lait un grand plat en verre allant au micro-ondes.
2. Dans un bol allant au micro-ondes, faites chauffer le lait à puissance maximale pendant 10 minutes. Vérifiez la température du lait à l'aide d'un thermomètre à lecture instantanée. Continuez à chauffer pendant 1 à 2 minutes à la fois jusqu'à ce que la température atteigne 180 degrés Fahrenheit.
3. Retirez le lait et mettez-le de côté pour qu'il refroidisse à une température de 112-115 degrés Fahrenheit. Utiliser un bain d'eau glacée pour accélérer la procédure.

4. Dans un petit verre, versez 1 tasse de lait. Saupoudrez le ferment de yaourt et incorporez-le complètement.
5. Remettez le petit verre de lait dans le grand bol de mélange, en remuant pour l'incorporer.
6. Remplissez les pots en verre de la yaourtière. Préchauffez le four à 350°F et réglez la minuterie pour 7 à 9 heures. Le yaourt devient plus ferme et plus acide au fur et à mesure qu'il repose. Avec un temps d'incubation plus long, davantage de bactéries bénéfiques sont générées.
7. Retirez les bocaux en verre de l'incubateur et placez-les au réfrigérateur.
8. Toutes les garnitures, comme les fruits et le granola, peuvent être ajoutées avant de servir.

Nutrition : Calories : 366 kcal | Protéines 27 grammes | Glucides : 42 grammes | Lipides : 65 grammes

102. Recette facile de flocons d'avoine + garnitures saines

Temps de préparation : 2 minutes
Temps de cuisson : 5 mins
Portions : 1
Ingrédients
Flocons d'avoine de base
- 1/2 cup rolled oats ; gluten free certified
- 1 cup water, milk, or non-dairy milk
- 1/4 cuillère à café de sel

Direction :
1. Portez l'eau ou le lait, ainsi que le sel, à ébullition dans une petite casserole à feu moyen-élevé. Une fois que l'eau a atteint l'ébullition, ajoutez les flocons d'avoine et réduisez le feu à moyen-doux.

2. Laissez les flocons d'avoine bouillir pendant 5 minutes, ou jusqu'à ce qu'ils atteignent la consistance que vous préférez. Veillez à fouetter le mélange de temps en temps.
3. Retirez la casserole du feu, couvrez-la avec un couvercle et mettez-la de côté pour qu'elle refroidisse. Cela permettra à l'avoine d'absorber le liquide plus rapidement. S'ils semblent trop secs, ajoutez un peu de liquide.
4. Une casserole de flocons d'avoine est en train d'être remuée.
5. Servez en garnissant vos flocons d'avoine de vos ajouts préférés.
6. Des myrtilles, des bananes et du beurre d'amande sont combinés dans ce plat de flocons d'avoine.

Nutrition : Calories : 543 kcal | Protéines 37 grammes | Glucides : 52 grammes | Lipides : 55 grammes

103. Pudding libanais au lait végétalien - Haytaliyeh

Temps de préparation : 5 minutes
Temps de cuisson : 5 minutes
Portions : 18 tranches

Ingrédients
- 1 litre de lait d'amande
- 240 g de sucre brut
- 100 g de farine de maïs
- 1 l de l'eau de rose
- 1 c.c. d'eau de fleur d'eau d'or 1 c.c. d'eau de fleur d'eau d'or 1 c.c. d'eau d'eau d'eau d'occasion
- 100 ml d'eau froide

Direction :
1. Fouettez la maïzena dans l'eau froide pour la dissoudre, puis mettez-la de côté.

2. Ajoutez le lait d'amande, la fécule de maïs dissoute, le sucre brut, l'eau de rose et l'eau de fleur d'oranger dans une casserole à feu moyen et fouettez constamment sans faire de pause. Évitez les grumeaux en fouettant jusqu'à ce que le mélange soit épais et gluant.
3. Versez sur une plaque de cuisson en verre de votre choix.
4. Laissez refroidir complètement à température ambiante.
5. Couvrir d'une pellicule de protection et garder au réfrigérateur jusqu'à ce que le produit soit ferme.
6. Servir avec les garnitures choisies après avoir coupé les cubes de la taille souhaitée.

Nutrition : Calories : 656 kcal | Protéines 56 grammes | Glucides : 53 grammes | Lipides : 21 grammes

104. Ricotta Brûlée

Temps de préparation : 5 mins
Temps de cuisson : 15 mins
4 portions

Ingrédients
- 2 tasses (16 onces) de ricotta au lait entier de haute qualité
- 1 cuillère à café de zeste de citron frais finement râpé (d'un citron)
- 2 cuillères à soupe de miel
- 2 cuillères à soupe de sucre granulé
- Framboises fraîches, pour les portions (facultatif)

Instructions :
1. Mettre la ricotta, le zeste de citron et le miel dans un grand bol et mélanger. Répartir dans 4 ramequins de 6 onces et placer les ramequins sur une plaque à

pâtisserie à rebord. Saupoudrer uniformément le dessus des ramequins de sucre.
2. Placez une grille de four dans la position la plus haute. Placer la feuille de cuisson sur la grille et allumer le gril. Faire griller jusqu'à ce que la ricotta soit dorée et bouillonnante, de 5 à 10 minutes. Vous pouvez également utiliser un chalumeau de cuisine pour faire dorer le dessus de la ricotta. Laisser refroidir pendant 10 minutes. Garnir de framboises, le cas échéant, et servir.

Difficulté : 2
Nutrition : Calories : 754 kcal | Protéines 57 grammes | Glucides : 32 grammes | Lipides : 45 grammes

105. <u>Gâteau au yaourt et au miel à l'huile d'olive en un seul bol</u>

Temps de préparation : 15 mins
Temps de cuisson : 30 mins
Portions : 2

Ingrédients
- 1 tasse de yog yog yaourt grec nature entier ou à 2 %.
- 2/3 cup olive oil, plus more for coating the pan
- 2/3 cup honey
- 1 tablespoon finely chopped fresh thyme leaves
- 1 teaspoon finely grated lemon zest
- 3 gros œufs
- 1 1/2 tasse de farine tout-usage
- 1/2 cuillère à café de levure chimique
- 1/2 cuillère à café de bicarbonate de soude
- 1/4 cuillère à café de sel

Direction :
1. Placer une grille au milieu du four et chauffer à 325°F.

2. Graisser légèrement d'huile un moule à gâteau rond de 9 pouces ou un moule à charnière. Tapissez le fond de papier parchemin et graissez le papier si vous utilisez un moule à gâteau.
3. Dans un grand bol, mélangez au fouet le yaourt, l'huile d'olive, le miel, le thym et le zeste de citron. Ajouter les œufs, un par un, en fouettant bien après chaque ajout. Ajouter la farine, la levure chimique, le bicarbonate de soude et le sel. Mélangez à l'aide d'une spatule en caoutchouc jusqu'à ce que la pâte soit presque lisse avec seulement quelques petits grumeaux, mais ne mélangez pas trop.
4. Transférez la pâte dans le moule à gâteau et utilisez une spatule pour l'étaler uniformément. Faites cuire jusqu'à ce que le dessus soit légèrement bruni et qu'une sonde en ressorte propre, soit 40 à 45 minutes.
5. Transférez le gâteau sur une grille de refroidissement et laissez-le refroidir pendant 10 minutes avant de le retirer du moule. Passez un couteau autour du moule pour le détacher. Si vous utilisez un moule à charnière, détachez les côtés. Sinon, retournez le gâteau sur une assiette et remettez-le sur la grille ou l'assiette de service. Servez chaud ou à température ambiante.

Nutrition : Calories : 675 kcal | Protéines 85 grammes | Glucides : 69 grammes | Lipides : 55 grammes

106. Gâteau de polenta aux carottes au Marsala de Domenica Marchetti

Temps de préparation : 15mins
Temps de cuisson : 30 mins
Portions : 2
Ingrédients

- 1/2 cup extra-virgin or light olive oil, plus more for the pan
- 1 tasse de sucre granulé
- 2 gros œufs
- 1/2 cup dry Marsala wine
- Finely grated zest of 1 lemon
- Finely grated zest of 1 orange
- 1 1/4 tasse de farine tout-usage
- 1/2 cup finely ground polenta
- 2 cuillères à café de levure chimique
- 3/4 cuillère à café de sel fin de mer
- Pincée de noix de muscade fraîchement râpée
- 2 tasses de carottes râpées (environ 3 grosses)
- Sucre en poudre pour saupoudrer

Direction :
1. 1. préchauffer le four à 375°F/190°C/gas 5 (375°F/190°C/gas 5). Mettez de côté un moule carré ou circulaire de 8 pouces/20 cm légèrement enduit d'huile d'olive.
2. Fouettez l'huile d'olive, le sucre cristallisé, les œufs, le Marsala et les zestes de citron et d'orange dans un grand bol jusqu'à ce que tout soit bien mélangé (le sucre ne sera pas complètement dissous).
3. Fouetter ensemble la farine, la polenta, la levure chimique, le sel et la muscade dans une bassine moyenne séparée. Pour éviter les grumeaux, versez le mélange de farine dans le mélange d'œufs en fouettant constamment. Incorporez les carottes râpées à l'aide d'une spatule en silicone ou d'une cuillère en bois. Répartissez la pâte dans le moule préparé à cet effet.
4. Préchauffez le four à 350°F et faites cuire pendant 35 minutes, ou jusqu'à ce qu'une sonde à gâteau insérée au

centre en ressorte propre. Laissez le moule refroidir sur une grille pendant 20 à 30 minutes. Retirez le gâteau du moule et placez-le sur une grille de refroidissement pour qu'il refroidisse complètement.
5. Placez le gâteau sur un plat de service. Avant de servir, saupoudrez délicatement le gâteau de sucre glace.

Nutrition : Calories : 241 kcal | Protéines 37 grammes | Glucides : 33 grammes | Lipides : 21 grammes

107. <u>Yogourt fouetté aux pommes et aux noix</u>

Temps de préparation : 15mins
Temps de cuisson : 30 mins
Portions : 2
Ingrédients
- 1 tasse de y du y du y du grec nature
- 1/2 cup heavy cream
- 1 cuillère à soupe de miel
- 2 cuillères à soupe de beurre non salé
- 2 pommes fermes, évidées et coupées en petits cubes de 1/2 pouce
- 2 cuillères à soupe de sucre
- 1/8 cuillère à café de cannelle moulue
- 1/4 cup walnut halves, toasted and coarsely chopped

Direction :
1. Dans un bol, fouettez le yaourt, la crème et le miel avec un batteur à main jusqu'à ce que le mélange épaississe et forme des pics mous. (Vous pouvez alternativement utiliser un batteur sur socle ou un fouet pour fouetter le mélange à la main).
2. Dans une grande poêle à feu moyen, faites fondre le beurre. Mélanger les pommes dans la poêle avec une cuillerée de sucre. Faites cuire, en remuant périodiquement pour éviter qu'elles ne collent, pendant

6 à 8 minutes, ou jusqu'à ce que les pommes commencent tout juste à ramollir. Une fois les pommes ramollies, saupoudrez-les du reste du sucre et de la cannelle, et laissez mijoter pendant encore 2 à 3 minutes. Retirez du feu et mettez de côté pour refroidir pendant 5 minutes.
3. Pour servir, verser le yogourt fouetté dans chaque plat et garnir de pommes chaudes et de noix grillées.

Nutrition : Calories : 555 kcal | Protéines 58 grammes | Glucides : 54 grammes | Lipides : 35 grammes

108. Sablés aux noisettes et à l'huile d'olive

Temps de préparation : 10 mins
Temps de cuisson : 25 mins
Portions : 18 à 24 petites tranches de biscuits
Ingrédients
- 1 1/4 cups hazelnut meal
- 3/4 de de de farine
- 1/4 de tasse de sucre brun
- 1/4 cup powdered sugar, plus 1/4 cup for glaze
- 1 cuillère à café de sel kosher
- 1 lemon, zested and juiced
- 1 cuillère à café de vanille
- 1/2 cup extra-virgin light olive oil

Direction :
1. Préchauffez le four à 375 degrés Fahrenheit. Mélangez la farine de noisettes, la farine, le sucre cristallisé, 1/4 de tasse de sucre en poudre, le sel et le zeste de citron dans un grand bol. Mélangez l'extrait de vanille et l'huile d'olive dans un bol. La texture de la pâte sera granuleuse et friable.
2. Pressez fermement la pâte dans un plat de cuisson de 8x8 pouces (ou 9x9 pouces). Faites cuire au four

pendant 20 minutes, ou jusqu'à ce que les bords soient légèrement dorés. Coupez les sablés en diamants ou en carrés dès que possible. Laissez-les refroidir complètement avant de les retirer du moule.
3. Pendant ce temps, mélangez 1 cuillère à soupe de jus de citron et le 1/4 de tasse de sucre en poudre restant dans un petit bol et versez sur les biscuits chauffés.

Nutrition : Calories : 875 kcal | Protéines 44 grammes | Glucides : 56 grammes | Lipides : 25 grammes

CONCLUSION

Le régime méditerranéen est une excellente stratégie pour perdre du poids tout en réduisant le risque de maladies liées au mode de vie. Il suit un modèle nutritionnel similaire à celui d'autres régimes sains comme le régime paléolithique et d'autres régimes végétariens. Il fonctionne si bien parce qu'il contient beaucoup de légumes, de fruits, de céréales complètes et de haricots, ainsi que beaucoup d'huile d'olive. Comme ces aliments contiennent beaucoup de nutriments qui contribuent à diverses fonctions de l'organisme, comme la lutte contre l'inflammation et l'atténuation des symptômes du diabète ou des maladies cardiaques, le régime méditerranéen peut offrir des avantages considérables pour la santé, non seulement à ceux qui le suivent, mais aussi à ceux qui ne mangent pas ce type d'aliments.

Des études indiquent que ce régime peut améliorer considérablement le diabète de type 2. Les participants à une étude qui ont suivi un régime de type méditerranéen avaient des taux de glycémie plus bas et étaient plus susceptibles de contrôler leur diabète, ce qui signifie qu'ils n'avaient pas besoin de médicaments, par rapport aux personnes qui suivaient un régime ordinaire. Selon une autre étude, les femmes qui vivaient dans des endroits où les gens mangeaient un régime méditerranéen étaient moins susceptibles de développer un diabète de type 2.

Le régime méditerranéen a également été associé à une réduction du risque de maladie cardiaque. Une étude a révélé que lorsque les participants à l'étude mangeaient quotidiennement un régime méditerranéen pendant quatre semaines, ils présentaient des taux de cholestérol LDL (ou "mauvais" cholestérol) et de triglycérides plus faibles qu'au début de l'étude. Le régime méditerranéen a également augmenté de manière significative le taux de cholestérol HDL (ou "bon" cholestérol) des participants.

Ces avantages pourraient être attribués en partie à la consommation d'une plus grande quantité de fruits et de légumes, qui sont pauvres en sodium, riches en fibres et riches en antioxydants. Les fruits et légumes sont également de bonnes sources de magnésium, de folate, de potassium, de vitamine C , de vitamine K, de fibres, de phytonutriments et d'acides gras oméga-3 d'origine végétale.

Ce régime s'étant révélé utile pour combattre l'inflammation, il est important de consommer des aliments ne contenant pas d'huiles raffinées ni de sel ajouté, qui peuvent provoquer une inflammation. Les céréales complètes sont également bonnes pour le diabète car elles ont un faible indice glycémique. Les haricots sont également excellents pour le diabète car ils aident à perdre du poids tout en favorisant la santé cardiaque.

Le régime méditerranéen est le régime parfait pour le diabète. Des études montrent qu'il peut prévenir et contrôler le diabète tout en réduisant les risques de maladies cardiaques et d'obésité. Le régime méditerranéen est bénéfique pour de nombreuses autres maladies, notamment les allergies, l'asthme, le cancer, la dépression, l'ostéoporose, la maladie d'Alzheimer et la polyarthrite rhumatoïde.

Le style alimentaire méditerranéen est facile à suivre puisqu'il comprend des légumes, des fruits, des céréales complètes, des haricots, des fruits de mer et de l'huile d'olive. Bien que vous puissiez facilement obtenir les nutriments dont votre corps a besoin avec ce seul régime, vous devriez envisager de prendre une multivitamine pour vous assurer que vos besoins nutritionnels sont satisfaits.

Le régime méditerranéen est un mode d'alimentation qui vise à vous faire sentir bien et à vous donner bonne mine. Ce régime est composé d'aliments prometteurs qui contiennent une variété de nutriments et qui favorisent une bonne santé. Selon des études, le régime méditerranéen peut vous aider à éviter les maladies chroniques et à améliorer votre santé et votre bien-être général.

Les avantages de ce régime sont nombreux. Vous serez en mesure de gérer votre poids puisque les légumes et les fruits sont très rassasiants. Non seulement vous éviterez les maladies, mais si vous êtes anémique, vous recevrez le fer dont vous avez besoin grâce à la vitamine C. La présence de lycopène dans les tomates est également excellente pour la santé de la peau, car elle la protège contre les dommages causés par les UV.

www.ingramcontent.com/pod-product-compliance
Lightning Source LLC
Chambersburg PA
CBHW071855160426
43209CB00005B/1066